AF263984

Hans-Jürgen Döpp

Sapphos verleugnete Liebe

Frauenliebe und Intimität in der Kunstgeschichte

Layout:
Baseline Co. Ltd
Ho-Chi-Minh-Stadt, Vietnam

© 2019 Confidential Concepts, Worldwide, USA
© 2019 Parkstone Press International, New York, USA
Image-Bar www.image-bar.com

ISBN: 979-1-64699-163-1

Gedruckt

Sapphos verleugnete Liebe

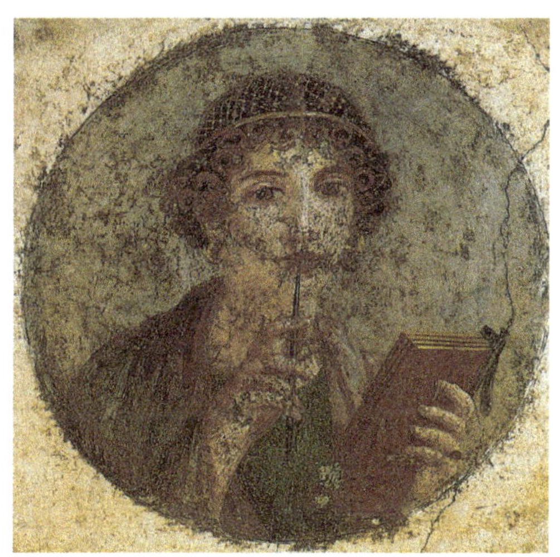

„Sind es Frauen?" lautet der Titel eines
französischen Romans über die lesbische Liebe.
Jahrhunderte lang maßten Männer sich an, über
die lesbische Liebe zu schreiben und zu urteilen.
Akzeptieren konnten sie das Phänomen selten.
Auch der Autor dieses Essays ist ein Mann; der
will weniger über lesbische Liebe schreiben
will, als über den phallokratischen Blick auf
diese.

1. Sappho (Fresko
aus Pompeji),
Archäologisches
Nationalmuseum,
Neapel.

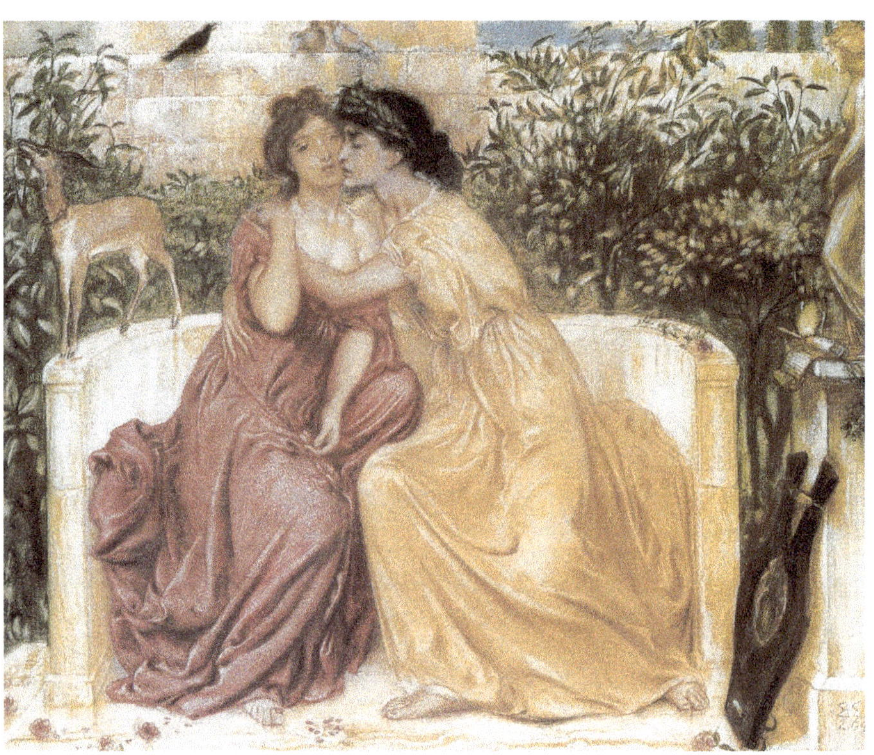

2. Simon Solomon,
   Sappho und Erinna im
   Mitylenegarten, 1864.
   Aquarell.

Es begann schon früh mit der Beurteilung Sapphos, der gefeierten erotischen Dichterin der Griechen, geboren etwa 612 vor Christus zu Eresos auf der Insel Lesbos. Ihr Privatleben wurde durchgehechelt und ganz im Gegensatz zur Wirklichkeit wurde sie als mannstoll verspottet. Sapphos Liebschaft mit dem schönen Phaon ist in den Bereich der Fabel zu verweisen, ebenso wie ihr vermeintlicher Todessprung ins Meer, weil Phaon ihrer überdrüssig geworden sein soll. (Die Metapher vom todessüchtigen Felsensprung galt damals als literarisches Bild für den Versuch, sich von seinem durch Liebeswahn, ja Liebesrausch verursachten Leiden zu befreien. Es ist falsch, sie als historische Tatsache zu interpretieren).

Sapphos Leben und Dichten war ganz erfüllt von der Liebe zum eigenen Geschlecht. Sie gilt als die glühende Prophetin der weiblichen Liebe, sodass schon im Altertum die Bezeichnung „Lesbische Liebe" aufkam. Sappho versammelte einen Kreis junger Mädchen um sich, unter denen Anagora, Euneika, Gongyla, Telesippa, Megara und Klais in den Gedichtfragmenten genannt werden. Mit diesen Freundinnen verband sie zunächst das poetische und musikalische Interesse; in ihrem „Musenhaus" wurden die Mädchen in allen musischen Künsten, in Spiel, Gesang und Tanz, unterwiesen. Sie liebte ihre Mädchen mit heißer Glut und diese Glut spürt man noch heute aus den spärlichen Fragmenten ihrer Dichtung mit solcher Leidenschaft, dass es nichts als ein infamer Versuch ist, Sappho von dem „Vorurteil" der gleichgeschlechtlichen Liebe „reinzuwaschen".

Folgenden Seiten:
3. Otto Schoff,
1925.

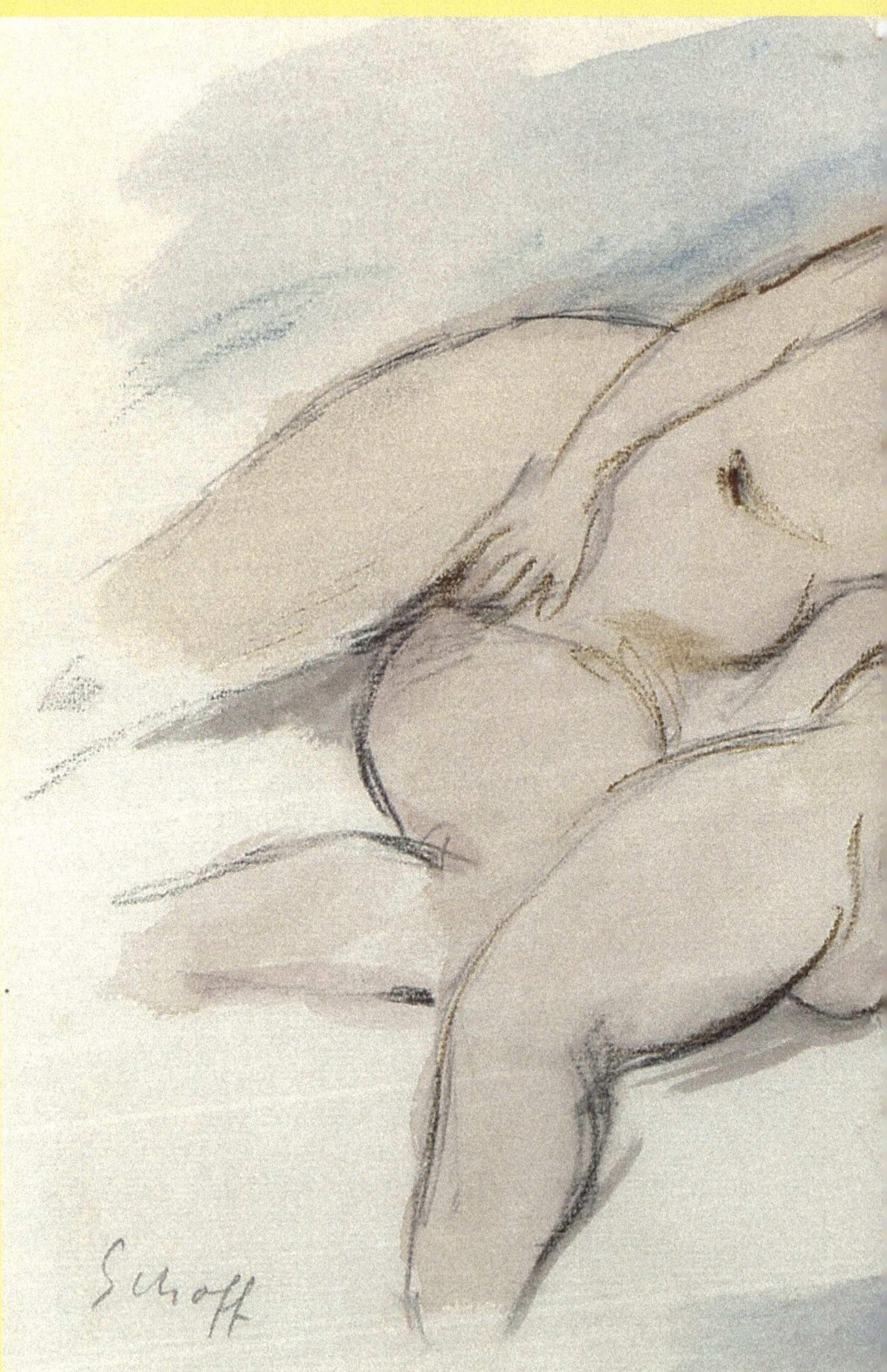

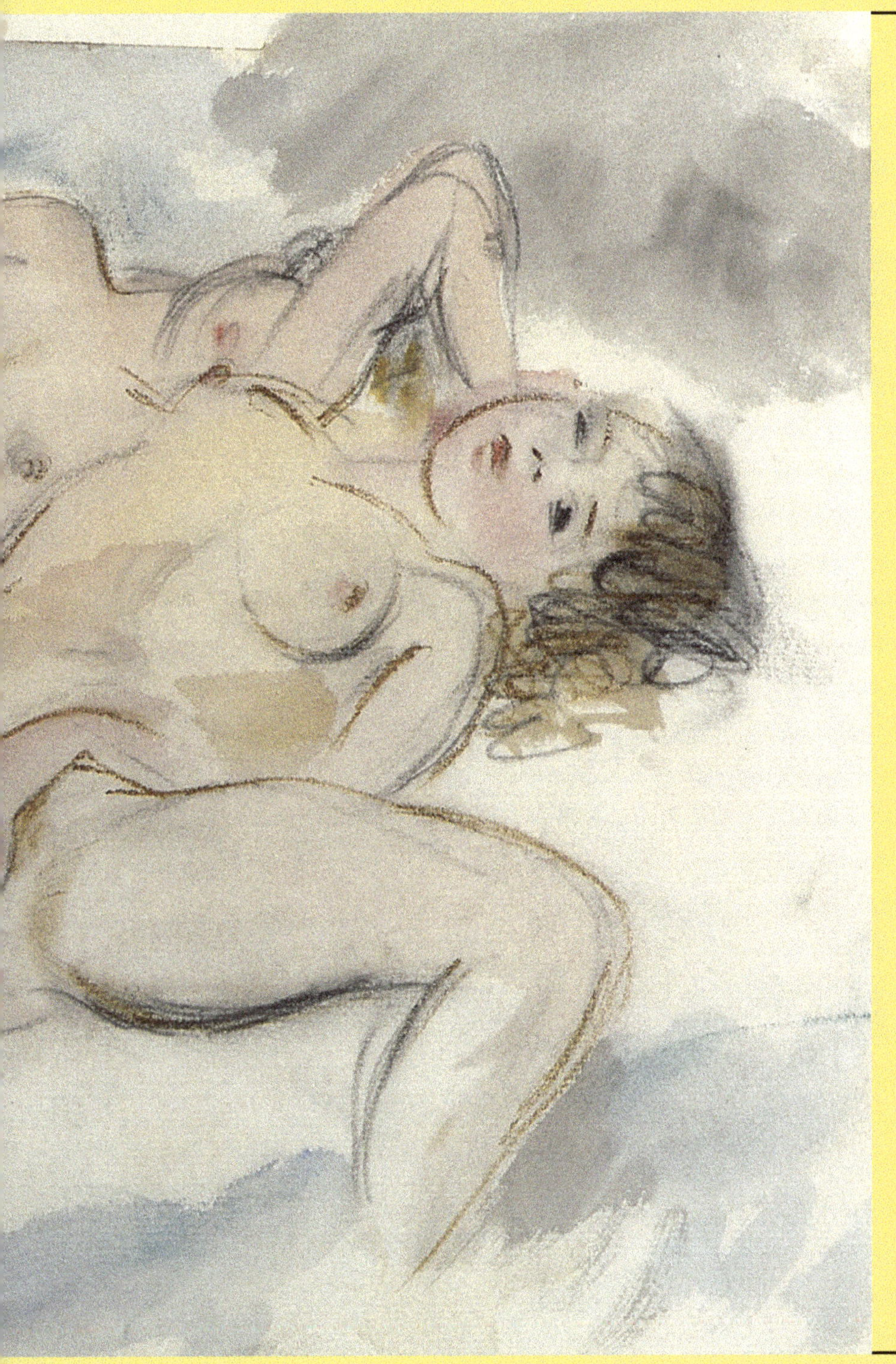

7

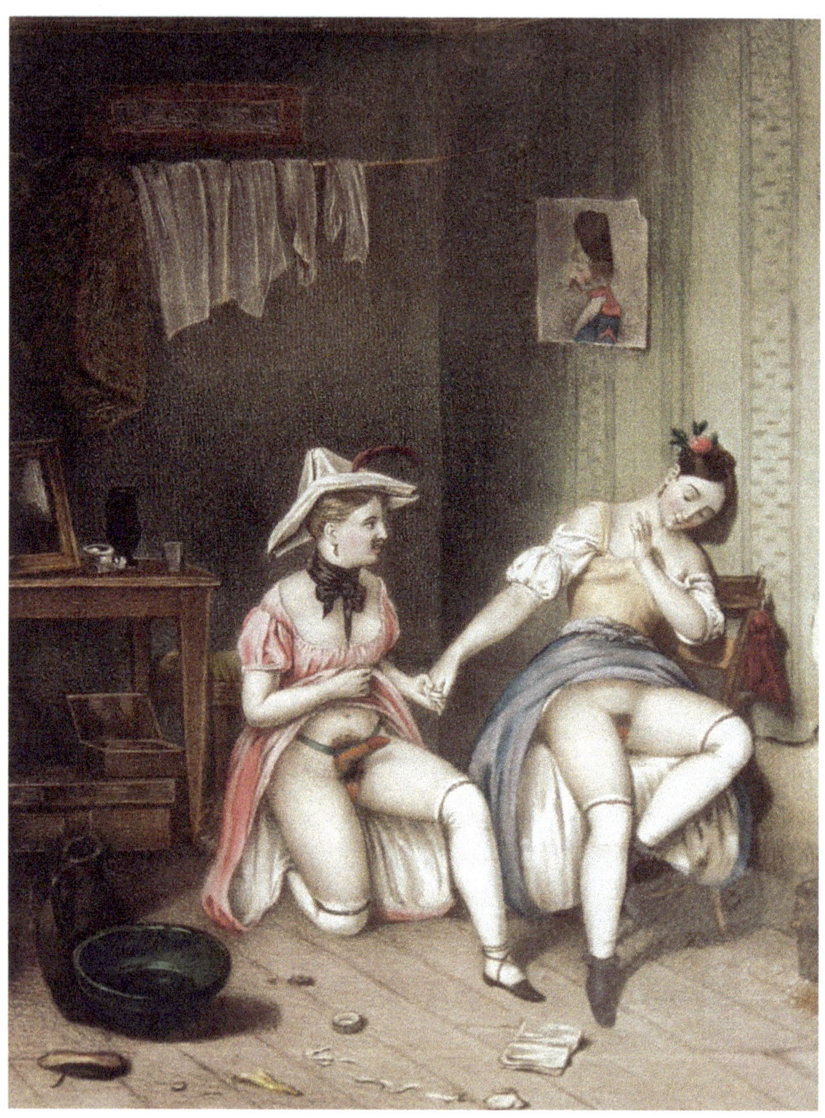

4. Achille Deveria,
   romantische
   Lithografie,
   um 1830.

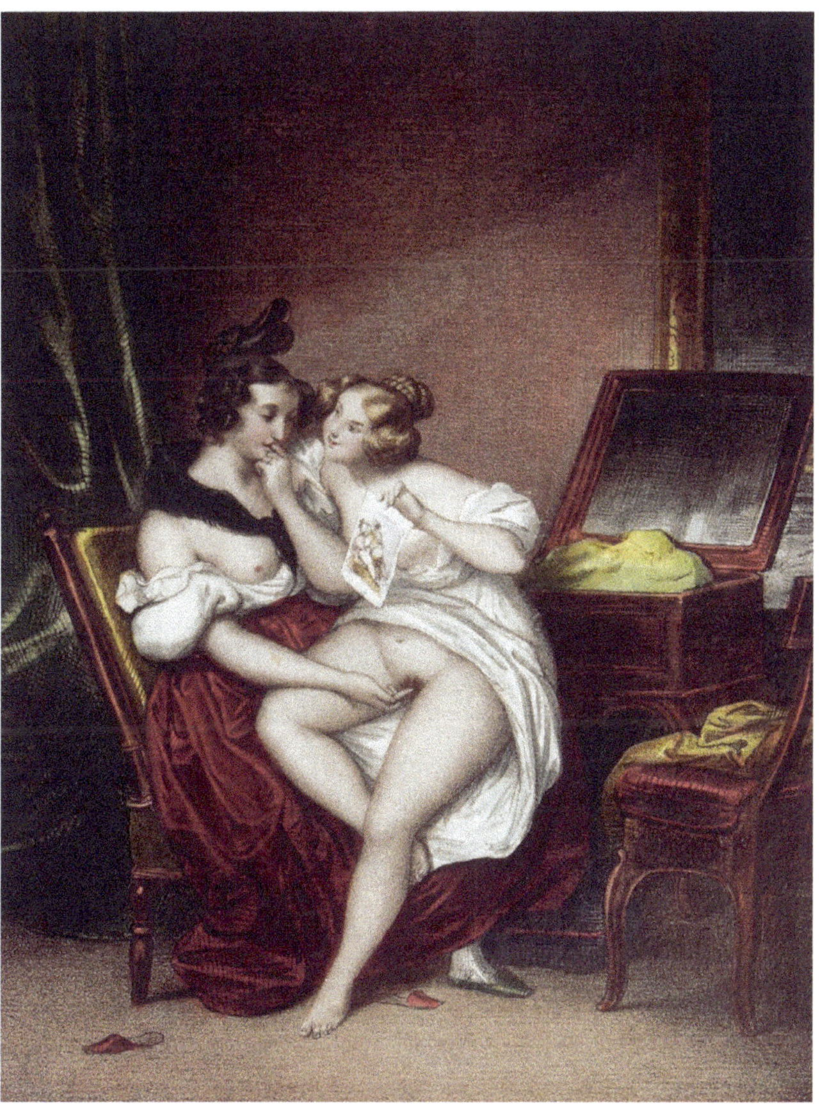

5. Achille Deveria,
romantische
Lithografie,
um 1830.

Auch bedurfte Homoerotik im damaligen Griechenland keiner Rechtfertigung: sie galt weder als Laster noch wurde sie bestraft. Wenn Sappho gleichwohl von Spott nicht verschont blieb, dann wegen ihrer Offenheit, mit der sie ihr Innerstes aufdeckte, und wegen ihres Heraustretens aus der für die griechische Frau damals noch geforderten Beschränkung auf das häusliche Leben.

Horaz[1], der das Versmaß des ersten Buches der Werke Sapphos als „sapphisches Maß" zum Vorbild für viele seiner Oden nahm, nennt sie „die männliche": Das Männliche ihres Wesens erkläre ihre Liebe und sei der Schlüssel zum Verständnis ihrer Poesie. Sie wird von der Allgewalt des Eros erschüttert, „wie die Eiche im Sturme". „Sie fasst Seele und Körper, Ohr, Zunge, Augen, Farbe, alles, so verschiedenartig es auch an sich ist, zusammen, vereinigt die Gegensätze, erkaltet zugleich und glüht, verliert die Sinne und findet sie wieder, zittert und ist dem Tode nahe, sodass nicht nur eine einzige Leidenschaft an ihr zur Erscheinung kommt, sondern ein Konflikt von Leidenschaften". Leidenschaft aber scheint nur dem Manne vorbehalten zu sein.

In der Liebe Sapphos zu ihren Schülerinnen und Freundinnen erblickte man schon damals eine Parallele zu den innigen Beziehungen des Sokrates[2] und seiner Jünger. Maximus von Tyros[3] (125-185) merkte an: „Der Eros der Lesbierin – was wäre er anders als die sokratische Art der Liebe... Was also dem Sokrates ein Alkibiades[4] und Charmides[5] und Phaedrus, das ist der Sappho eine Gyrinna, Atthis und Anaktoria". Bei beiden ist die außerordentliche Empfänglichkeit für körperliche Schönheit das Fundament der gleichgeschlechtlichen Liebe.

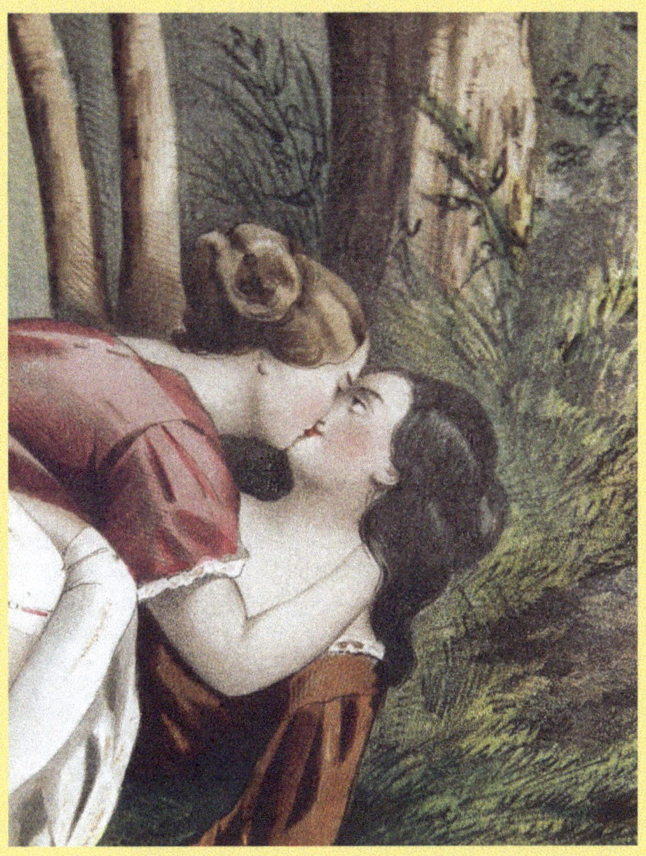

6. Achille Deveria,
romantische
Lithografie,
um 1830
(Ausschnitt).

Doch schon in der attischen Komödie wurde Sappho als mannstolles Weib bzw. schamlose Tribade (vom griech. *tribo* = reiben)[6] dargestellt. Die Sinnlichkeit der Dichterin wird darin übertrieben und lächerlich gemacht. Ihre hingebungsvolle Lyrik galt in späteren Zeiten als nicht mehr sittsam genug.

Lukian[7] (120-180 nach Chr.) gibt in seinen „Hetärengesprächen" eine ausführliche Beschreibung der lesbischen Liebe. Zwei Frauen, Klonarion und Leania, unterhalten sich über Megilla, die auf Lesbos lebt:

Klonarion: „Man sagt doch, dass es solche Weiber auf Lesbos gäbe, die fast wie Männer aussehen; von den Männern lassen die sich`s nicht machen, aber mit den Weibern verkehren sie wie mit Männern".

Leania erzählt der neugierigen Klonarion von ihrem Erlebnis mit der Lesbe Megilla, die von sich sagte: „Ich bin ganz wie ihr anderen Mädchen geboren, aber mein Charakter und meine Triebe und all das andere ist durchaus männlich... Du wirst sehen, dass ich es dir ebenso schön mache wie die Männer, denn ich habe auch so ein Ding wie die Männer".

Eine Frau also, die sich mit dem zum Manne komplementären Bilde des schwachen Geschlechtes nicht identifizieren wollte, wurde als „phallisch" bezeichnet. Der patriarchale Blickwinkel betrachtete die Lesbe wie eine „Möchte-gern-Mann"-Frau. Dieses Bild wird anatomisch perfektioniert, indem man ihr eine übermäßig entwickelte Klitoris andichtet.

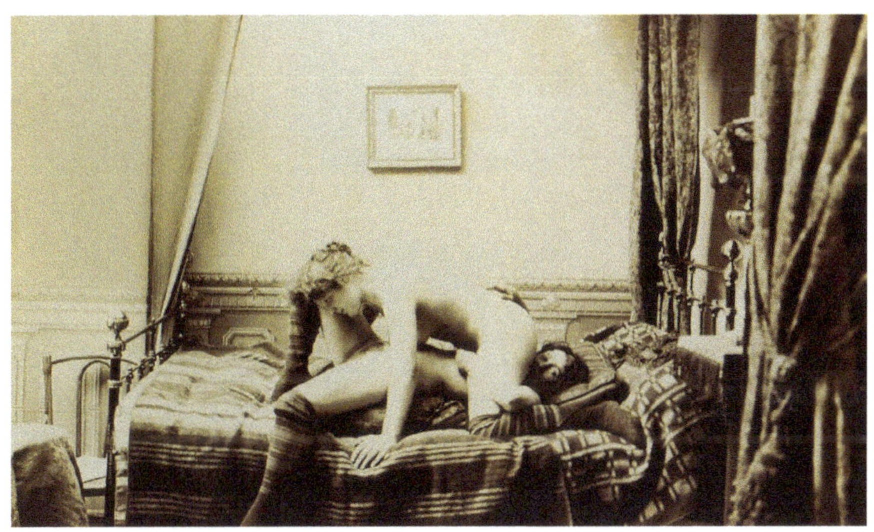

7. Erotische
Fotografie aus der
Zeit 1880 bis 1910.

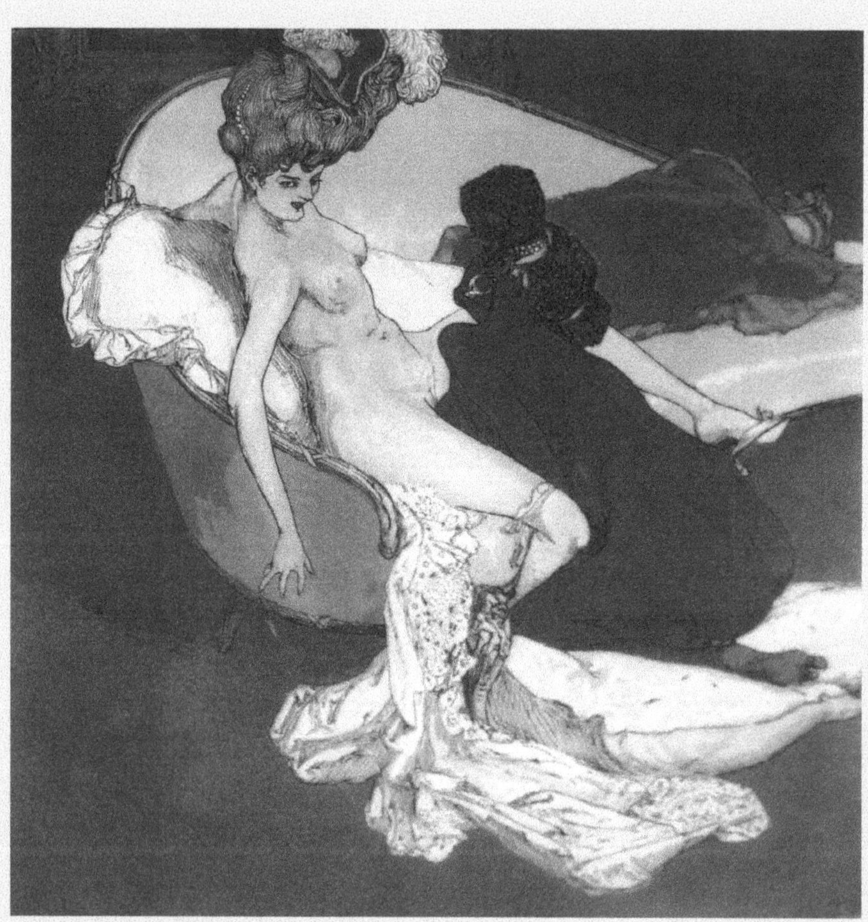

8. Frank von Bayros,
   1909.

Hans Licht, der große Kenner der griechischen Kultur, verfällt ebenso dieser männlichen Projektion: „Jener Teil der weiblichen Scham nämlich, den man die Klitoris nennt, und der ja ein Seitenstück des männlichen Gliedes im kleinen ist, ist bei einigen so stark entwickelt, dass er auch die Funktion des Penis verrichten kann. Frauen mit einer solchen Klitoris sind also durchaus fähig, den Beischlaf mit einem anderen Mädchen auszuüben, ja es sind Fälle bekannt, wo eine so entwickelte Klitoris zur Pädikation verwendet wurde". Betrachtet durchs Paradigma männlicher Sexualität kommt das durch weibliche Lust und Leidenschaft erschütterte erotische Weltbild des Mannes wieder in Ordnung.

Der „unsittliche" Charakter des Verhältnisses der Sappho zu ihren Freundinnen wurde später vor allem von den Humanisten betont. Auch sie: Männer, die weibliche Lust nicht gelten lassen konnten. Hubert Fichte[8], ein schwuler Schriftsteller, der sich intensiv mit der Rezeption des Werkes von Sappho auseinandersetzte, resümiert: „Vom Leben der Lyrikerin Sappho weiß man wenig. Keines ihrer Gedichte ist ganz überliefert. Dennoch hat sie, wie keine andere Schriftstellerin, die Literaturgeschichte aufgeregt, vor allem die männlichen Stützen der Literaturgeschichte, die sie zur Hohen, Keuschen, Zarten verklärten – oder, in der Art einer Peepshow, an Sappho die Lust der Frau an der Frau beäugten und verdammten". Die europäische Literaturgeschichte wird durchzogen vom Kampf zweier Linien: der „lesbischen Sappho" und der „Sappho aus Lesbos". Eine entfleischte Sappho wird einer Sappho gegenübergestellt, die durch ihre Orgasmen beleidigt.

Hier die „zarteste Empfindsamkeit", „scheue Epoche", – dort: Exzess, Anomalie und Perversion. Die Lust der Frau wird geleugnet, umgedeutet, weggefälscht und verurteilt.

„Der Heterosexuelle befindet sich auf einem heißen Blechdach", schreibt Fichte. „Die Vorstellung zweier Lesbierinnen im Bett erregt und erniedrigt ihn, er guckt durchs Schlüsselloch, und wenn sie ihn nicht zulassen, macht er sie lächerlich: er findet sie in den meisten Fällen nicht einmal eines Strafgesetzes für würdig... Dies alles mag die skurrilen Reaktionen erklären helfen, welche Männer vor den Gesängen der lesbischen Dichterin zeigten". Und Fichte schließt: „Fast alle Fragmente der Sappho können als Beschreibungen, als Metaphern der Liebe gelesen werden – der sinnlichen Liebe, des Eros, des Sexus, denn wie sollten wohl Blätter, durchstreichelte Nächte, betaute Ufer, Rosen, veilchenfarbene Schöße, Leid, Schweiß, rasende Sinne getrennt werden vom Körper und seinen Ergüssen?"

Ovid[9], der die Gedichte der Sappho noch vollständig lesen konnte, schrieb, dass es nichts Sinnlicheres als ihre Poesie geben könne, und er empfiehlt ihre Lektüre den Mädchen seiner Zeit auf das angelegentlichste.

Über den Ursprung der gleichgeschlechtlichen Liebe hatte man im Altertum mehrere Versionen, von denen die bekannteste diejenige ist, die Plato im „Gastmahl" den Aristophanes[11] vortragen lässt. Danach hatte Zeus[12] aus den ursprünglich drei Geschlechtern, nämlich Doppelmann, Doppelweib und Mannweib, die Menschen durch Zerschneiden in ihre endgültige Art umgeformt.

9. Le Pecheur
    (Pseudonym),
    1910.

Folgende Seite:
10. Gustave
    Courbet,
    Der Schlaf,
    1866.

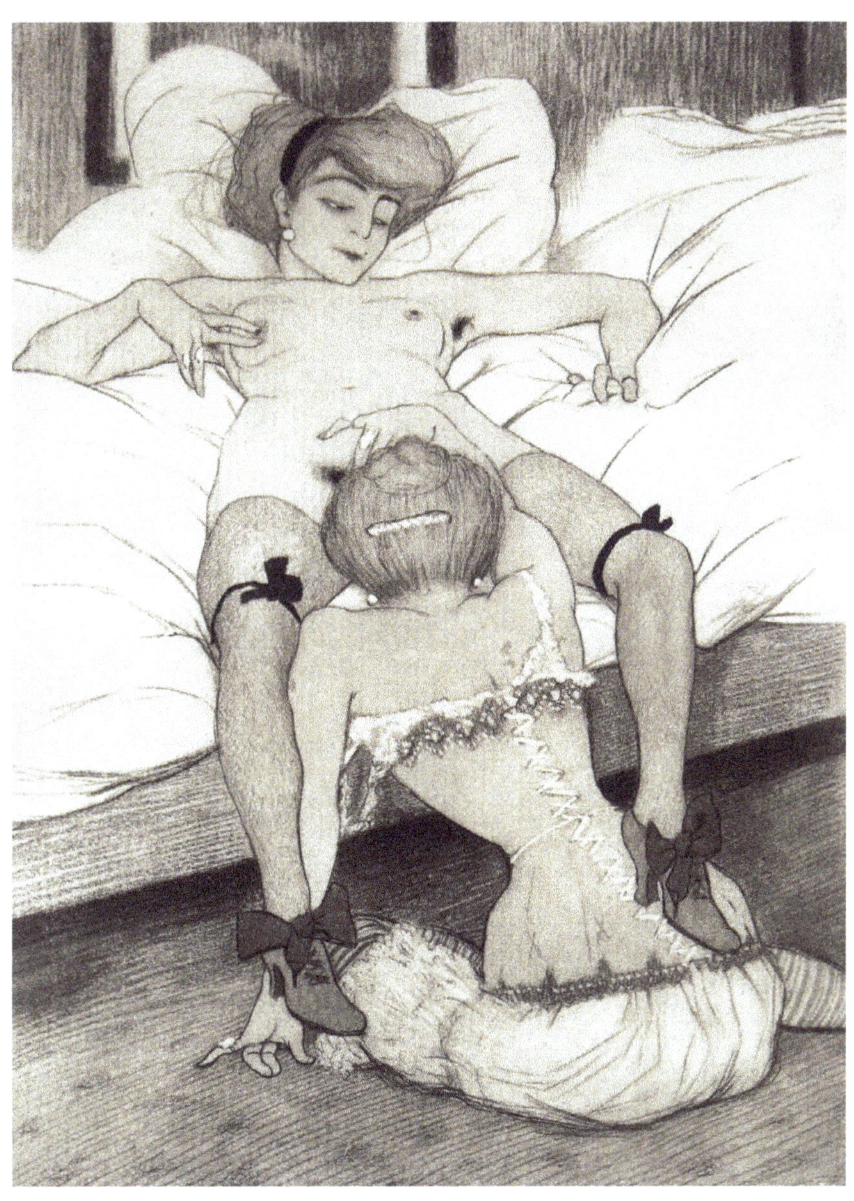

Sapphos
verleugnete Liebe

Sapphos
verleugnete Liebe

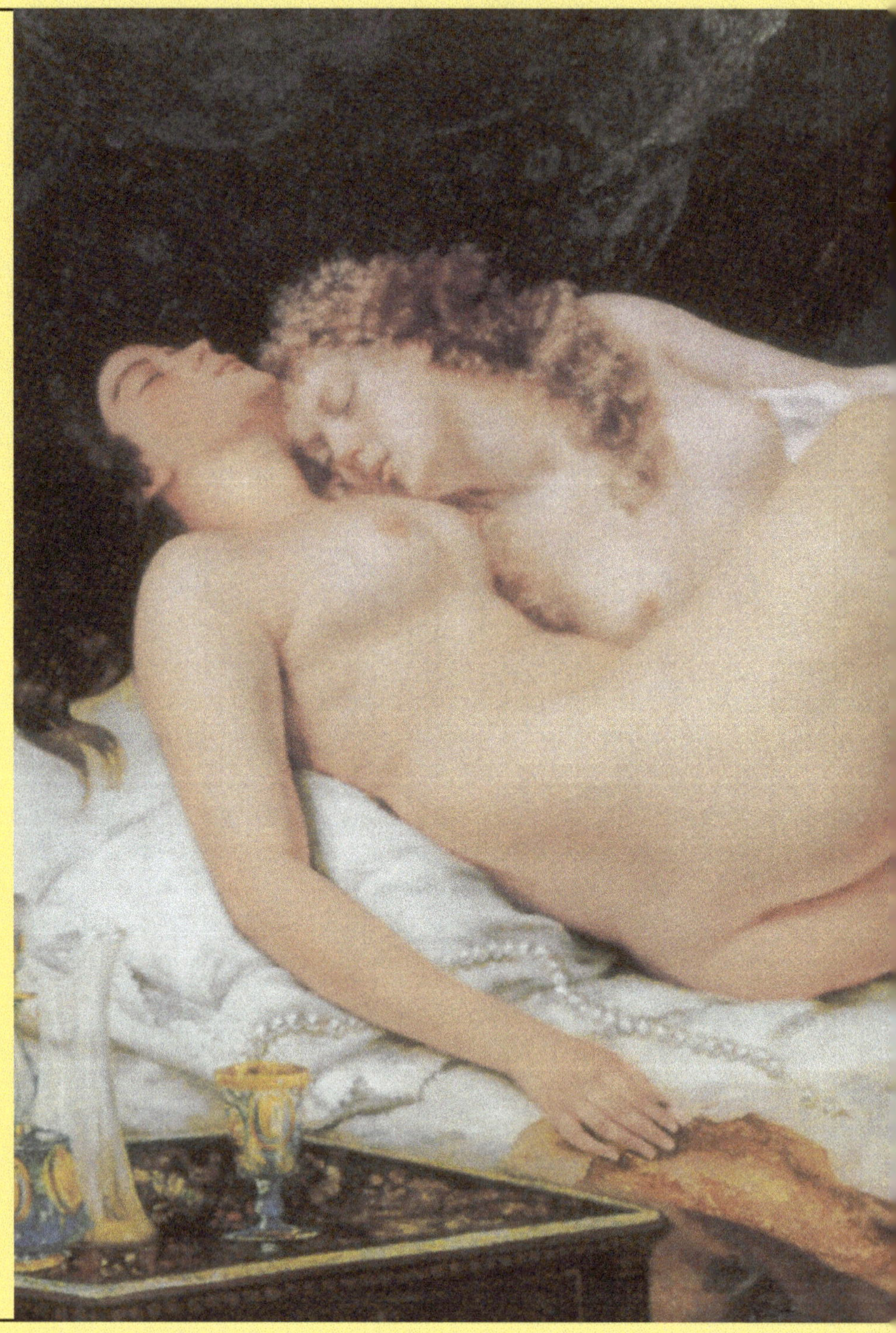

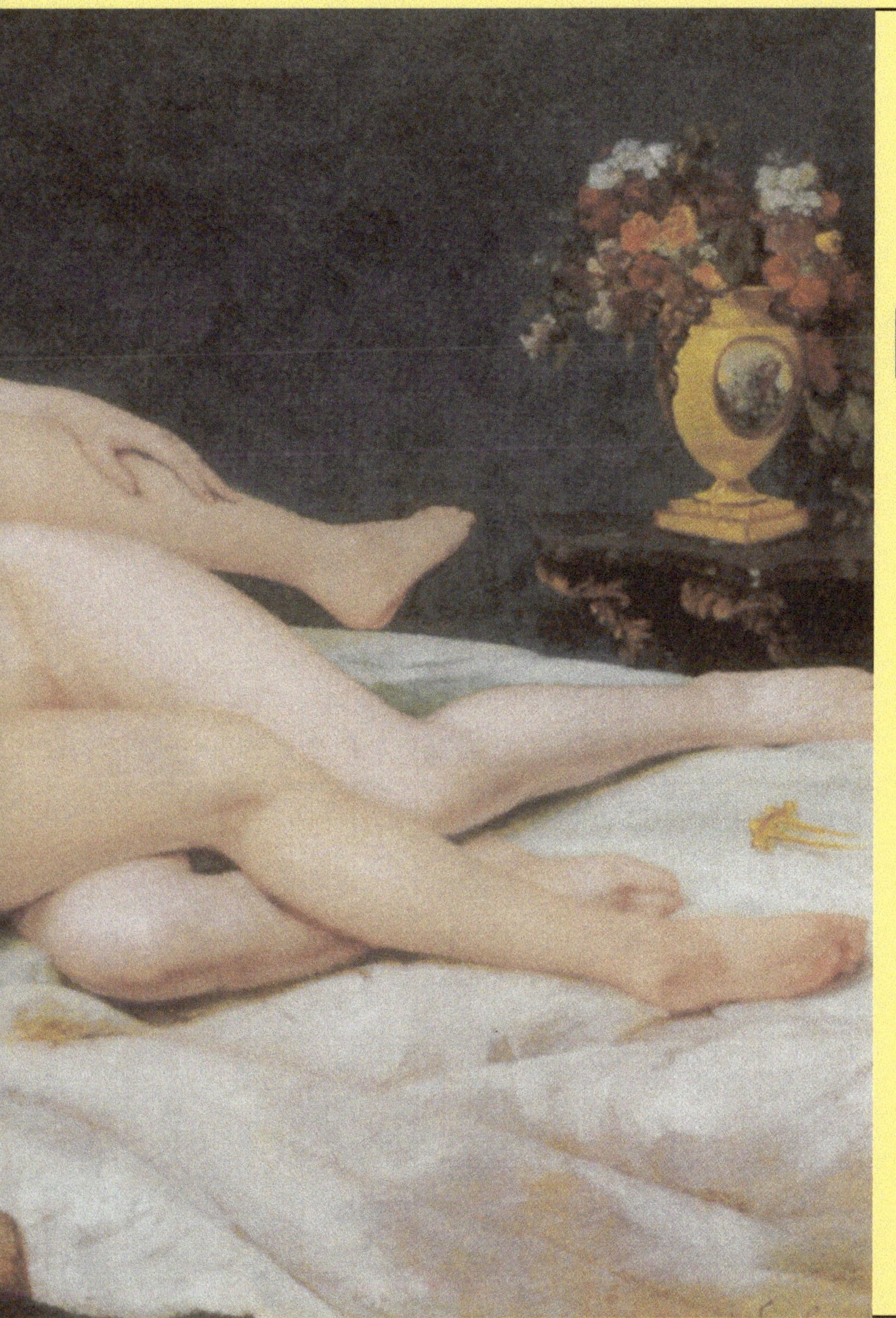

Sapphos
verleugnete Liebe

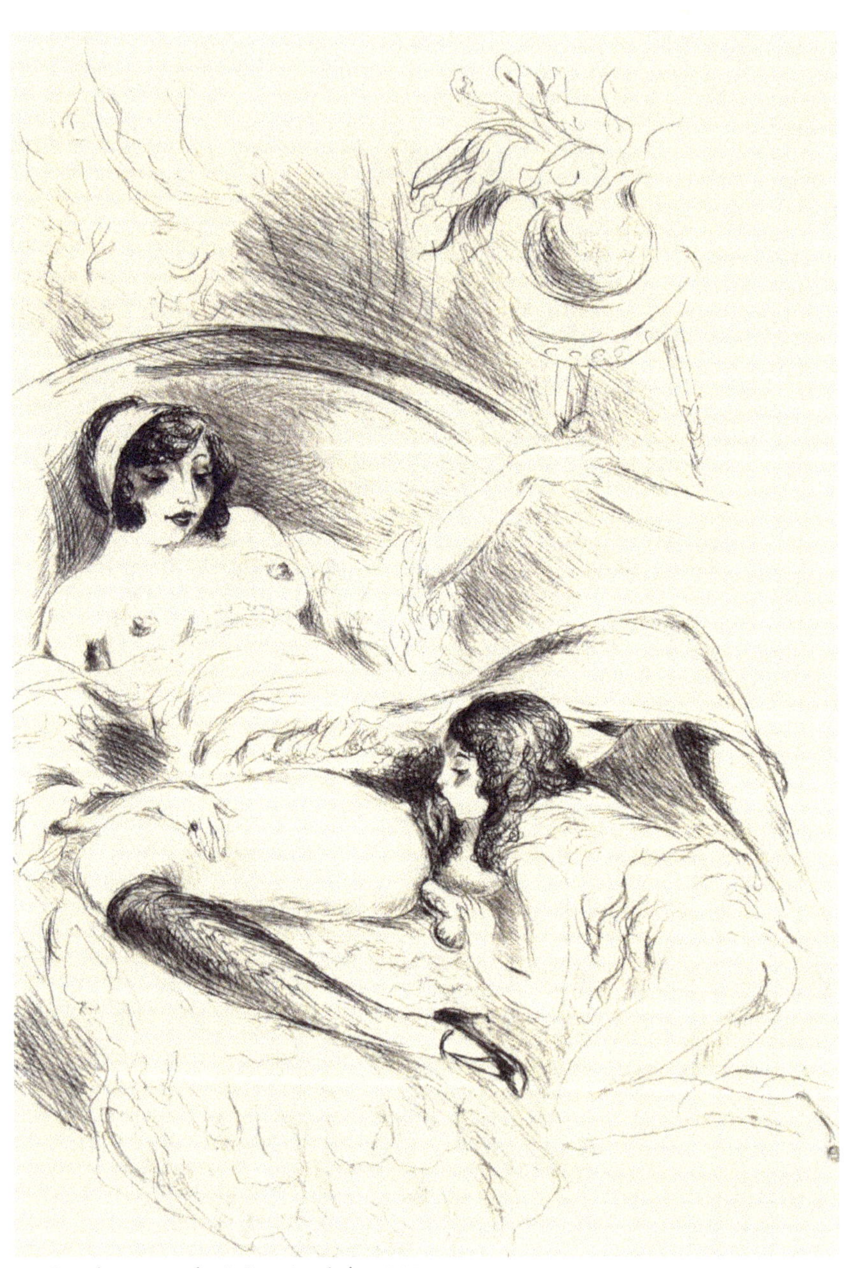

11. Berthomme de Saint-André, 1927.

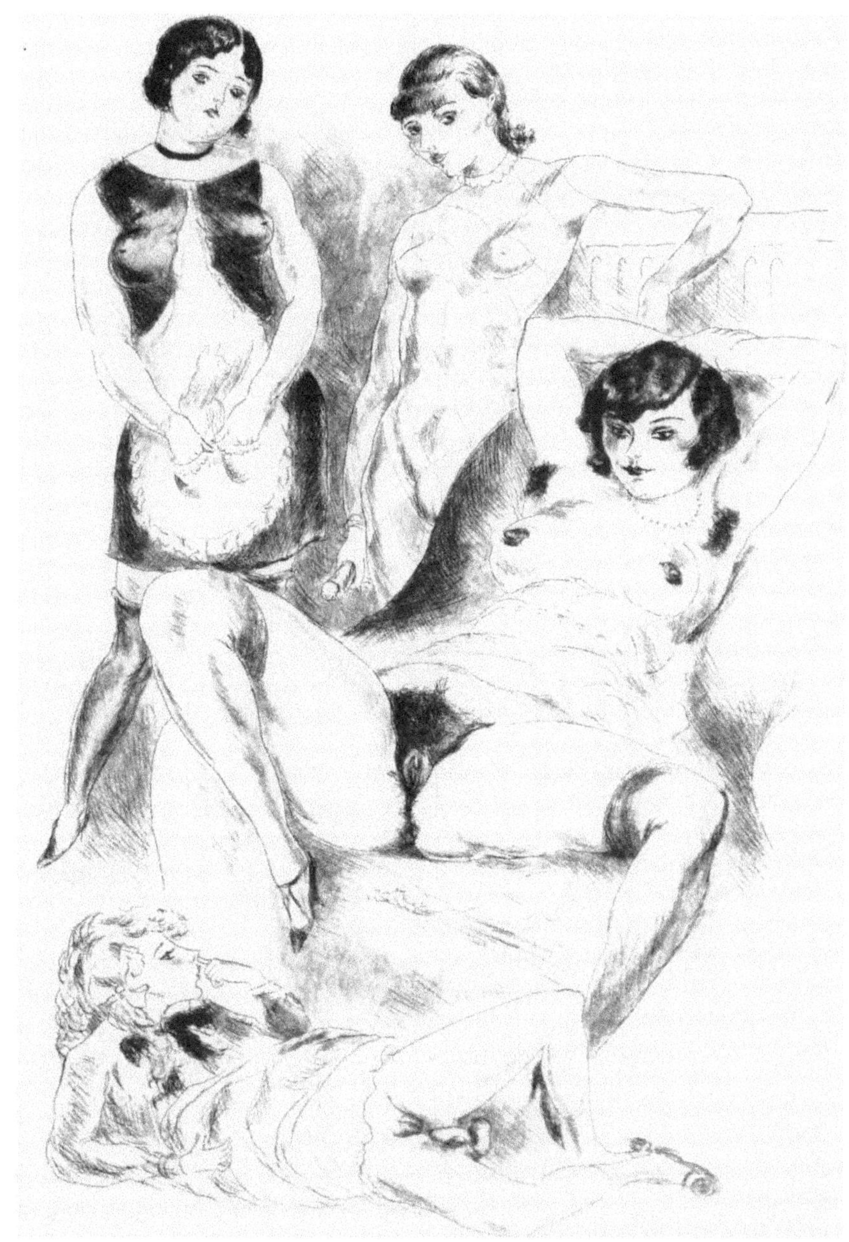

12. Berthomme de Saint-André, 1927.

Aus dem ursprünglichen Geschlecht des Ganzen, aus dem der Einzelne geschnitten wurde, ergaben sich die verschiedenen Arten der Liebe.

Jeder von uns ist demnach nur das Halbstück von einem Kugel-Menschen, weil wir aus einem zwei geworden sind. Daher sucht jeder beständig seine andere Hälfte. Alle Frauen, die ein Schnittstück von einer Frau sind, richten ihren Sinn nur wenig auf Männer, sondern wenden sich weit mehr den Frauen zu. Die mit Frauen buhlenden Frauen stammen von dieser weiblich-weiblichen Art. „Aus zweien eins zu werden" liegt also darin begründet, „dass wir einst ungeteilte Ganze waren. Und so führt die Begierde und das Streben nach dem Ganzen den Namen Eros".

Bei den Römern galt Amor[13] als die Personifikation der Begierde. Er ist ein Gott der heterosexuellen wie auch der homosexuellen Liebe zwischen Männern, wohingegen für die weiblichen Homosexuellen die Göttin Bona Dea zuständig ist. Gegen die Liebe des Amor sind auch die Gottheiten machtlos. Als kosmisches Urprinzip hat er selbst keinen Erzeuger; darum beschützt er nicht die Zeugung, sondern die Liebe. Er ist Repräsentant der geschlechtlichen Liebe, nicht der Fortpflanzung.

Bei den Römern war die „Tribadie" nicht weniger verbreitet als bei den Griechen. Wenn die lesbische Liebe in der älteren Literatur nicht so häufig erwähnt wird wie die Päderastie, so hat das seinen Grund nicht etwa in dem geringeren Vorkommen, sondern darin, dass die Frau im Altertum eine sehr geringe Rolle in der Öffentlichkeit spielte, die Schriftsteller also nur sehr wenig Veranlassung hatten, sich mit ihr zu beschäftigen.

13. Gustav Klimt,
Zeichnung
mit nackten
Frauen.

Folgenden Seiten:
14. Albert
Marquet,
um 1920.

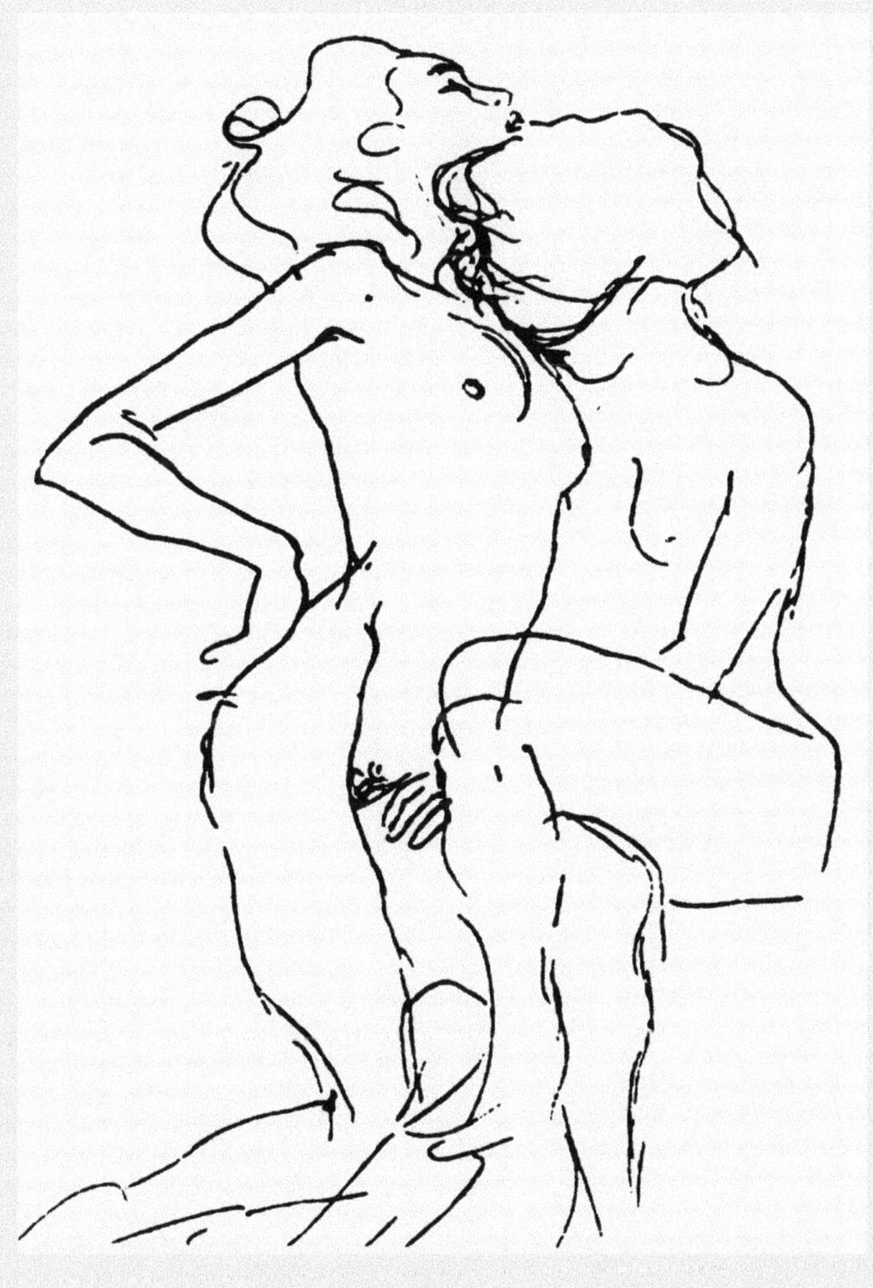

23

**Sapphos
verleugnete Liebe**

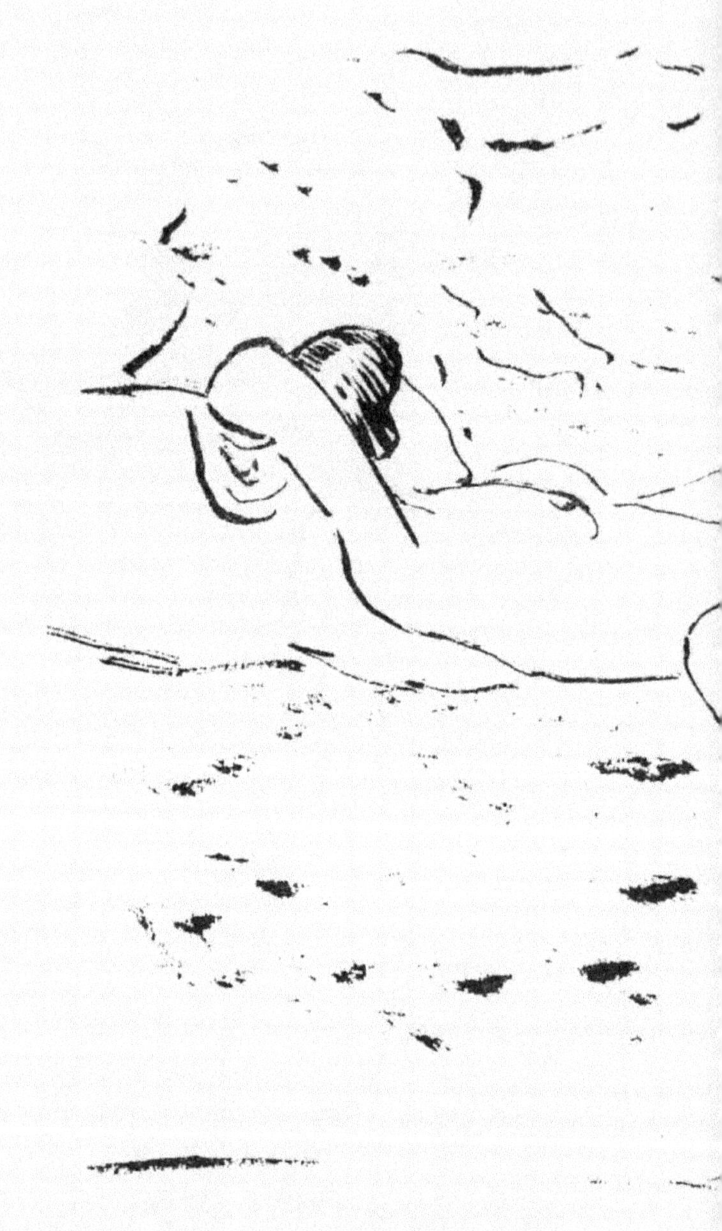

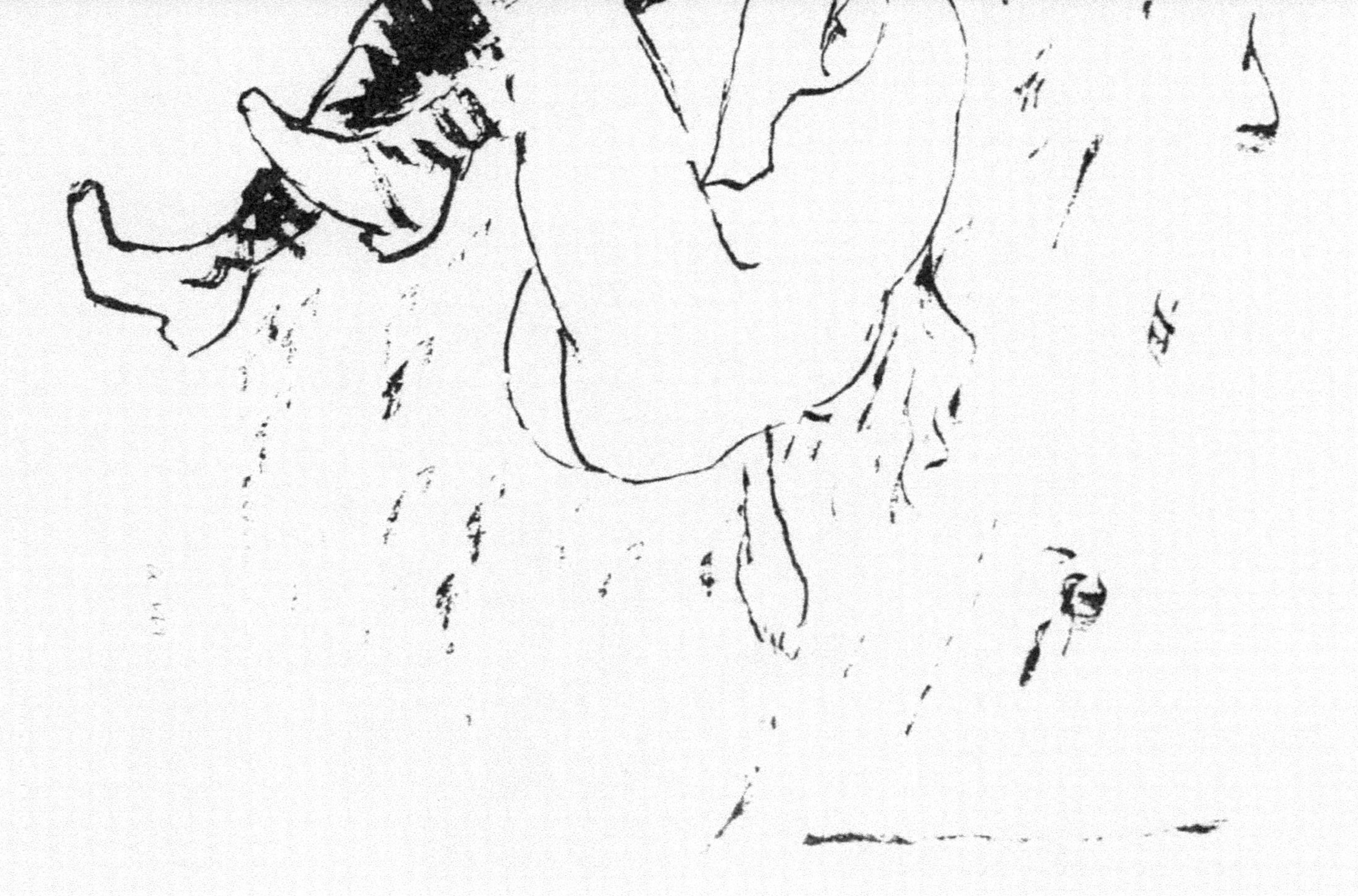

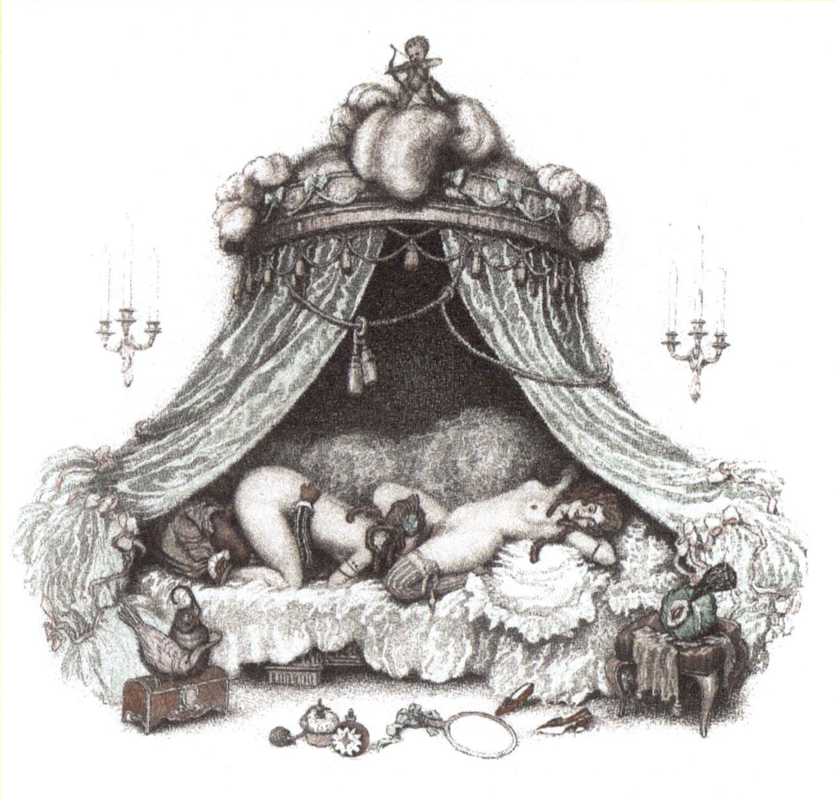

15. Hans Pellar.

Dies änderte sich in der Kaiserzeit. Die Satiren Martials[14] und Juvenals[15] sind voll von lesbischen Szenen. Die Massenorgien der Frauen am Feste der Bona Dea sind durch Juvenals kaum zu überbietende Schilderungen berüchtigt geworden. Seneca[16] berichtet von der Eifersucht eines Mannes auf die Freundin seiner Frau und Martial spricht an zahllosen Stellen von den lesbischen Ausschweifungen seiner Zeit.

Natürlich ließen es sich die Kirchenväter nicht entgehen, wie gegen alles Sinnenleben so auch gegen das lesbische zu eifern, was die lesbische Liebe zwar nicht aus der Welt, wohl aber in Verruf brachte.

Zweifellos resultiert der generelle Antifeminismus ungezählter Theologen aus einer latenten Form der Angst vor der Frau. Die früheste gering schätzende Äußerung über die Frau im Christentum stammt von Paulus, auf den sich jeder Propagandist des Weiberhasses beruft. Von Anfang an erscheint die Frau in der katholischen Kirche als Hindernis zur Vollkommenheit, als fleischliches, niedriges, den Mann verführendes Wesen. Für Tertullian[17] ist sie die „Einfallspforte des Teufels". Im Mittelalter galten Frauen als „Schlangen und Skorpione", „Gefäße der Sünde" und als „verdammtes Geschlecht". Die keusche Marienverehrung war nur die komplementäre Seite der Verteufelung der Frau. „Vom Mittelalter an bedeutete es für die Frauen eine Art Schande, einen Körper zu haben", schreibt Simone de Beauvoir.[18] Gemäß der Parole „tota mulier sexus" wurde die Frau für geschlechtlich unersättlich gehalten. Kein Wunder, dass der Bannfluch des theologischen Antifeminismus insbesondere die lesbische Liebe treffen musste.

Nach den Strafbestimmungen, die im Mittelalter gegen homosexuelle Frauen erlassen wurden, kann man darauf schließen, dass ein solcher Verkehr in Klöstern nicht selten vorkam. So ordnet ein alter Straferlass Frankreichs für den homosexuellen, mittels eines „machinamentum", das heißt eines künstlichen Phallus betriebenen Verkehr einer Nonne mit einer anderen eine Buße von sieben Jahren an. Bei Laien ist die Strafe milder und auf kürzere Zeit beschränkt.

Das ganze Mittelalter hindurch blühte die lesbische Liebe nicht weniger als zu Beginn der Neuzeit. Doch die Strafen waren horrend. Traten Frauen gar als „Mannweiber" auf, endete ihr Leben vielfach vor dem Hochgericht, auch wenn es weniger strafbar war als jene „vornehme Jungfrau", die 1515 in Leipzig hingerichtet wurde, weil sie lange Zeit hindurch Wegelagerei betrieben hatte und den Kriegen nachgezogen war. 1721 wurde einer Chronik zufolge eine Frau mit dem Schwerte hingerichtet. Sie hatte im Krieg als Soldat gedient, war desertiert, aber begnadigt worden, als man ihr Geschlecht erkannt hatte. Hierauf trat sie als Mann auf und ließ sich mit einem Mädchen trauen. Bald danach fiel sie dem Gericht in die Hände, das sie erst zum Feuertode – der Strafe für gleichgeschlechtliche Liebe, also Ketzerei und Sodomie – verdammte, das Urteil dann aber milderte.

Nach einer Hamburger Chronik der Rechtsgeschichte wurde 1701 eine Frau Maria Jürgens angeklagt, mit Anna Buncken „durch Gebrauch eines dazu angefertigten Instruments unnatürlich und sodomitisch" verkehrt zu haben.

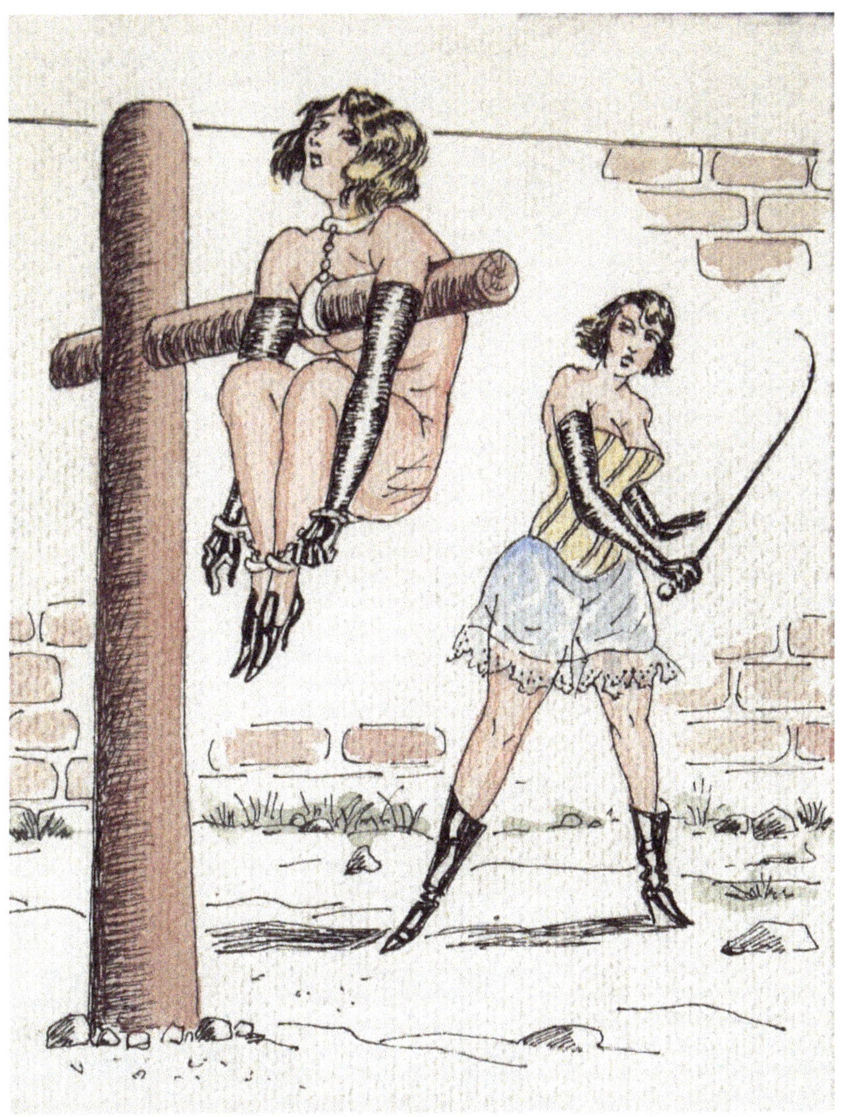

16. Anonym 1930.

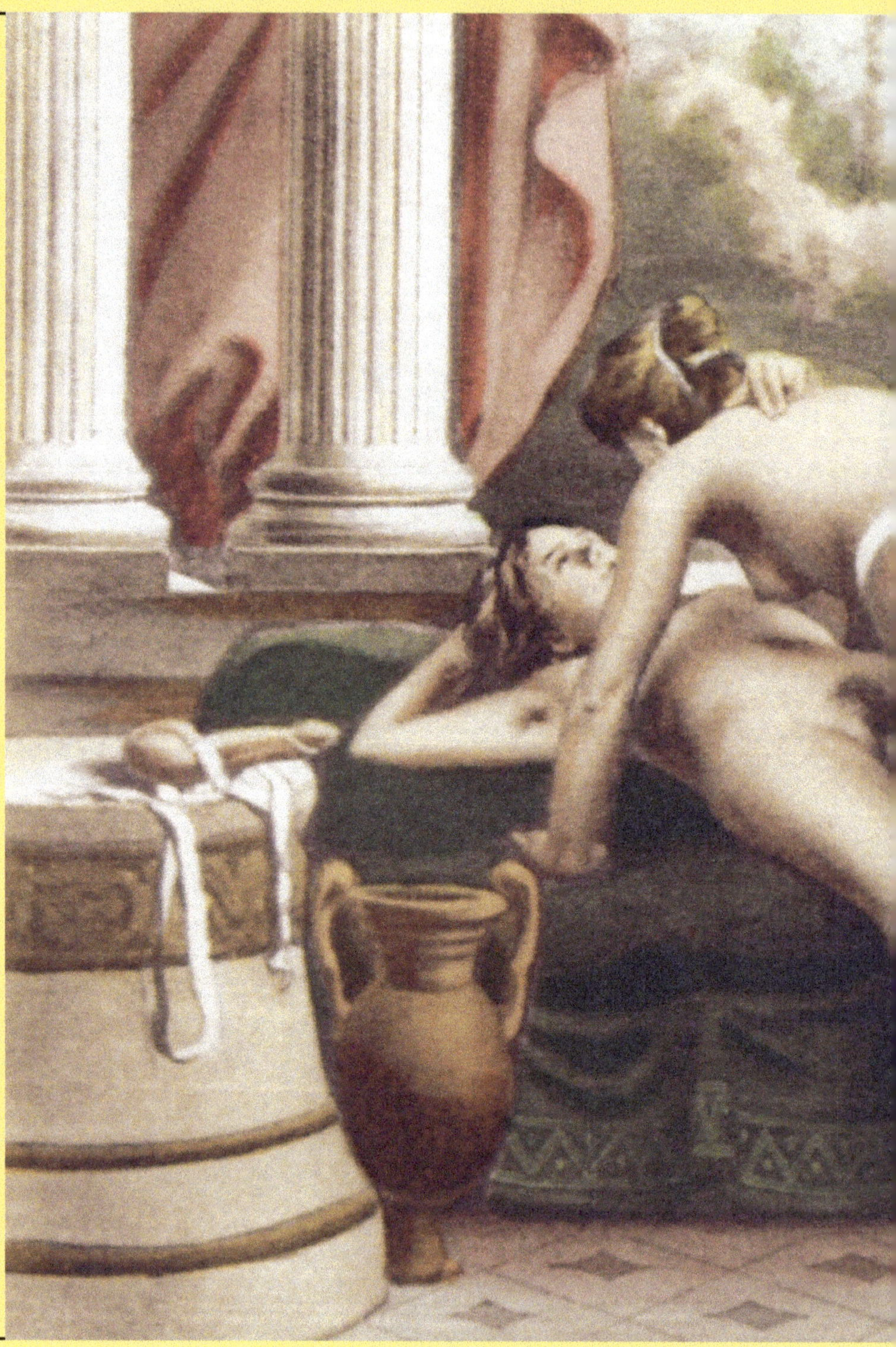

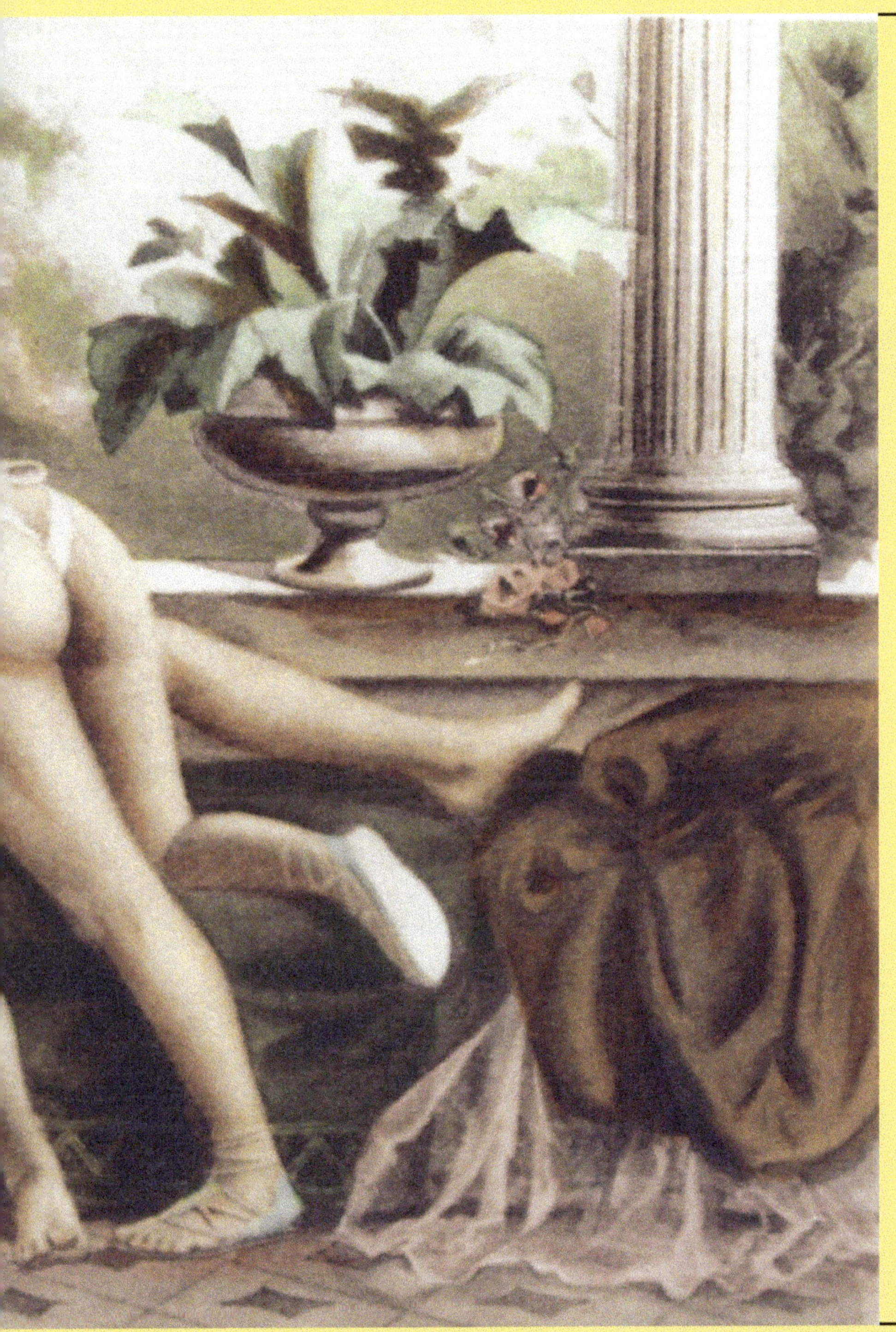

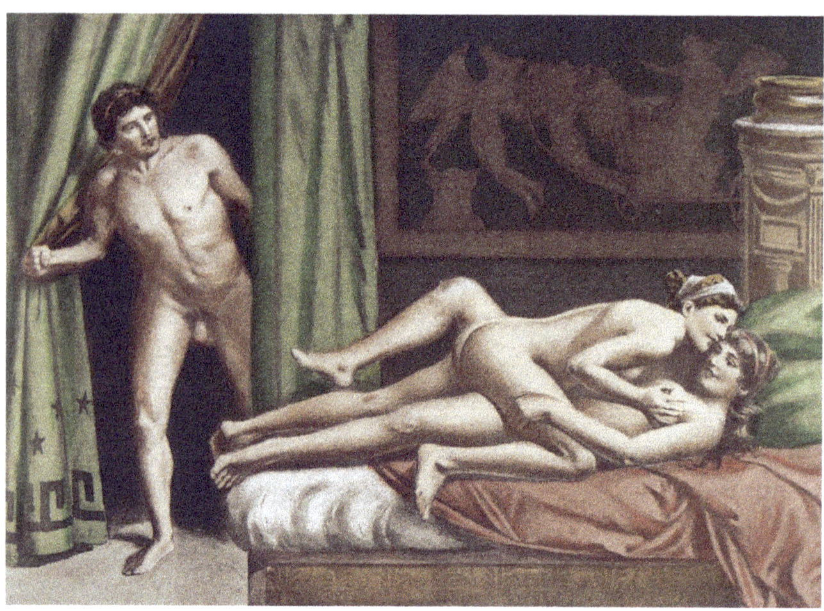

Vorigen Seiten:
17. Paul Avril,
    um 1910.

18. Paul Avril,
    um 1910.

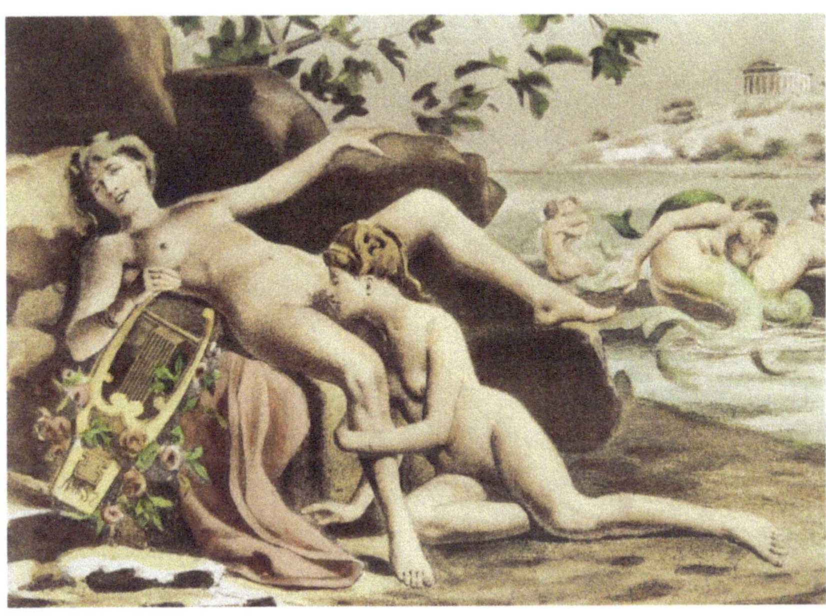

19. Paul Avril,
um 1910.

„Im Jahre 1544 wurde eine Frau zum Feuer verurteilt und in Männerkleidung verbrannt. Denn sie war in Männerkleidung einhergegangen, hatte sich für einen Mann ausgegeben und zwei Weiber zur Ehe genommen, die eine durch unnatürliche Beiwohnung um ihre Gesundheit gebracht, die andere durch ihre Büberei verraten". Ähnliche Geschichten lassen sich viele finden.

In Preußen gab es bis 1747 die Todesstrafe für weibliche Homosexualität; das „Allgemeine Preußische Landrecht" von 1794 legte Freiheitsstrafen für „Tribadie" fest.

Dass angesichts dieses drastischen Strafmaßes lesbische Liebe, zumindest in höheren Kreisen, sich in Geheimgesellschaften zurückzog, nimmt nicht Wunder. Die berühmteste tribadische Sekte im Paris dieser Zeit war Anandryne, 1770 von Madame de Fleury gegründet. Die Sekte versammelte sich in der Rue des Boucheries-Saint-Honoré in einem prächtigen Saal, in dessen Mitte vier Altäre standen, auf denen ununterbrochen das vestalische Feuer brannte. Daneben waren die Büsten der Sappho und des berühmten Ritters d`Eon aufgestellt. Die Priesterinnen saßen mit den aufzunehmenden Novizen („Desiranten") auf Ruhebetten. Zu Beginn der Prüfungen wurde die Desirante entkleidet und danach auf ihre Tauglichkeit untersucht. Sie musste wenigstens sechs Schönheitsmerkmale aufweisen. Sodann musste sie jeden jedem vertrauten Umgang mit dem männlichen Geschlecht abschwören. Schließlich wurde sie in ein Kabinett eingeschlossen, wo zahlreiche Gegenstände an die Liebe zu dem männlichen Geschlecht erinnerten.

20. Erich Godal (Pseudonym), um 1925.

Folgenden Seiten:
21. Campa (Pseudonym), 1936.

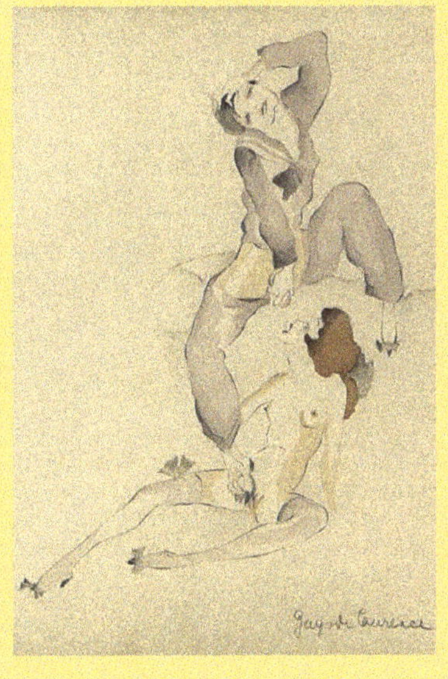
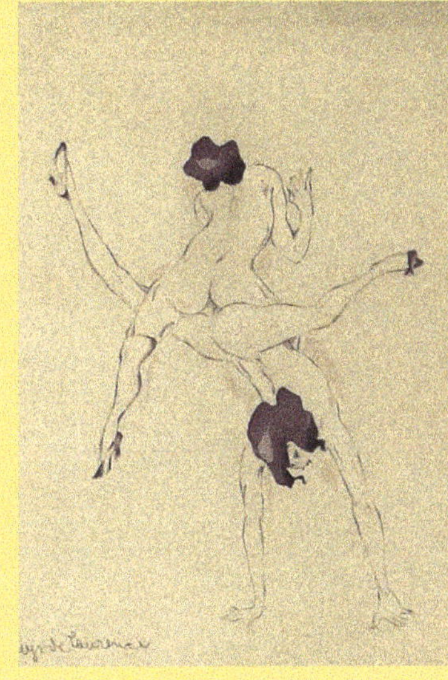
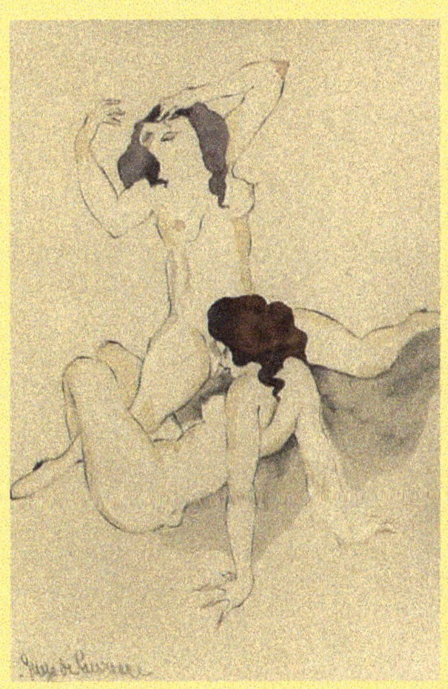
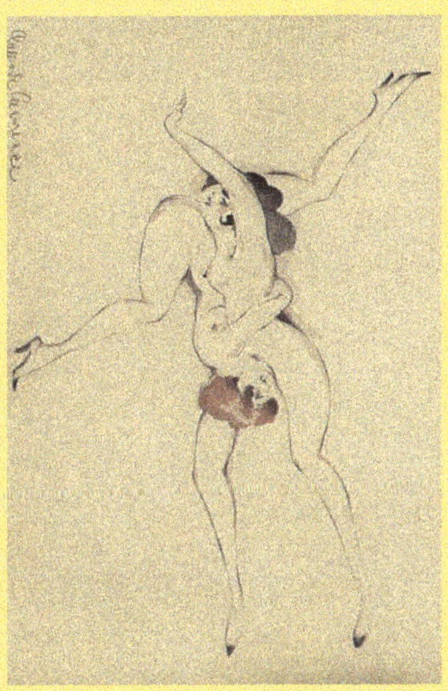

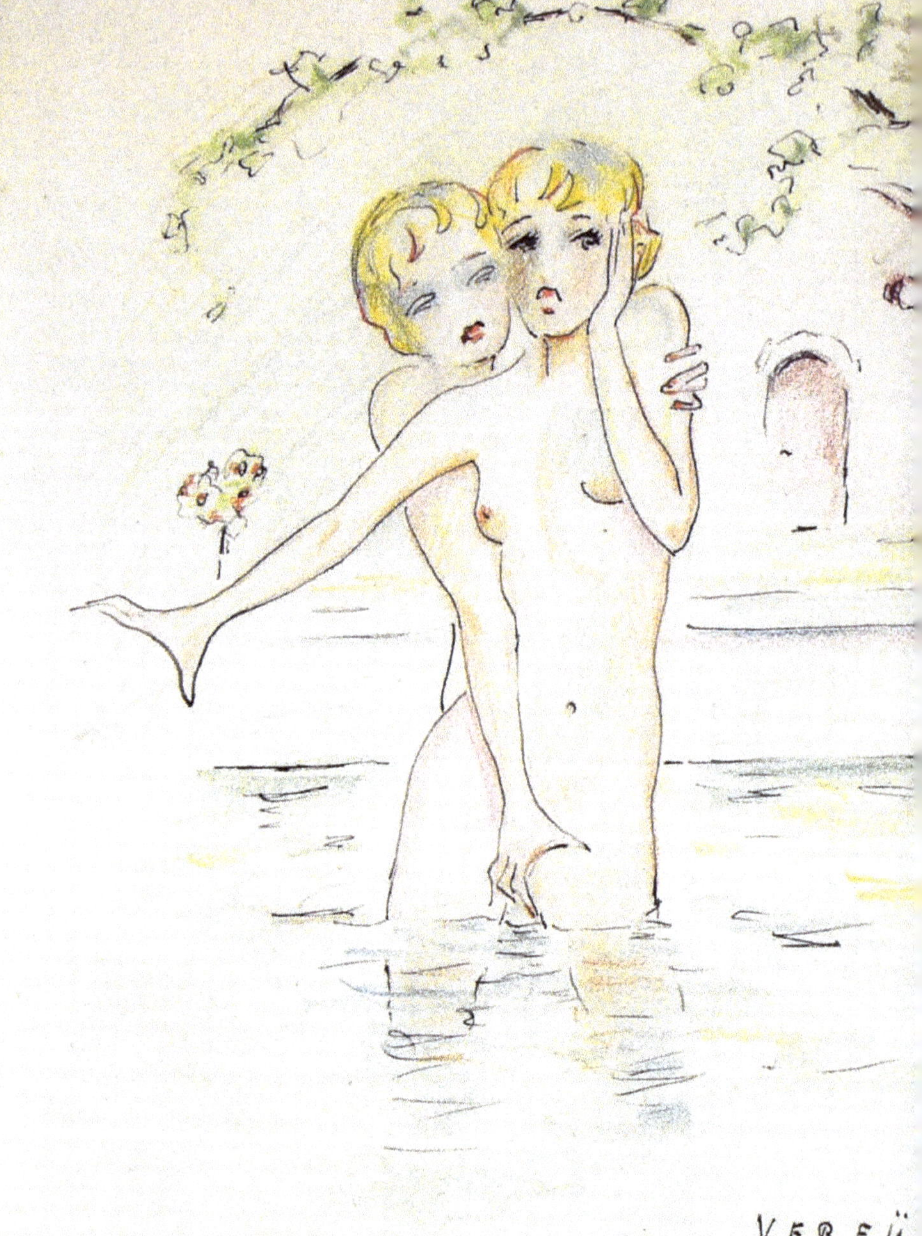
VERFÜ
i
BAD

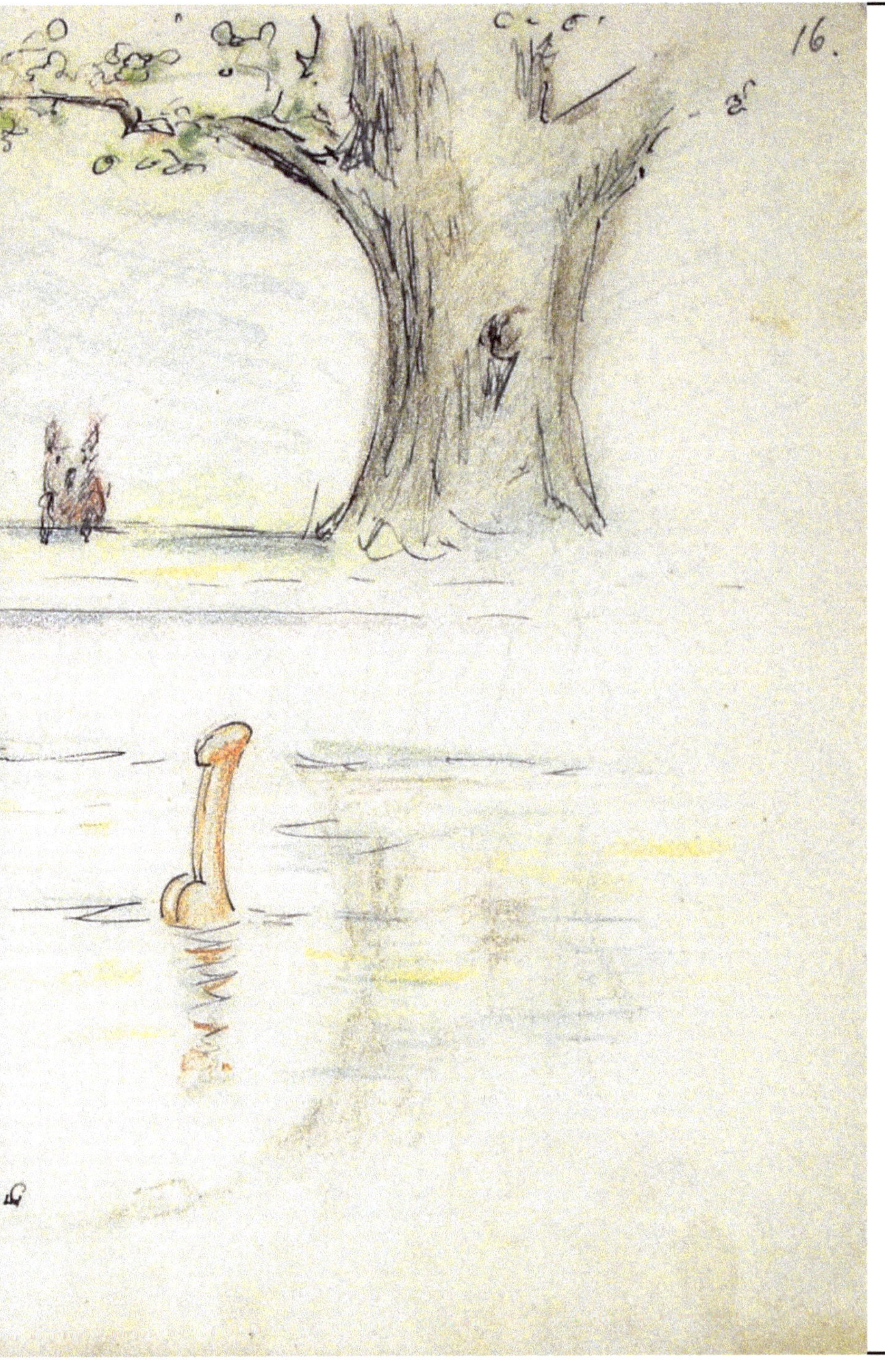

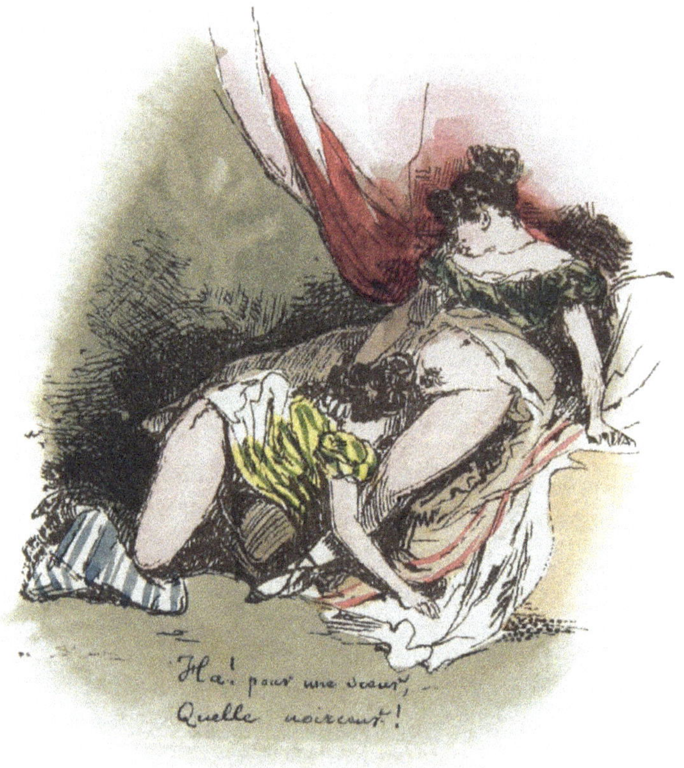

22. Henri Monnier,
     1830.

Der auffallendste war eine Statue des Priapus,
der sich in seiner ganzen Herrlichkeit darbot.
Am Fuße dieser Statue befand sich ein Feuer mit
der wunderbaren Eigenschaft, dass es sogleich
erlosch wenn man es nur einen Augenblick lang
unterließ, es zu unterhalten. Die Novize durfte
beim Anschauen so vieler Gegenstände der
männlichen Wollust daher ihrer Fantasie keinen
Spielraum vergönnen, auf die Gefahr hin, dass
das Feuer verlosch. Diese Prüfungen dauerten
drei Tage. Die Sekte hatte zahlreiche
Anhängerinnen auch aus den höchsten Kreisen.
Schließlich trat eine Spaltung ein.

Auch in London fand diese anandrynische
Gesellschaft unter demselben Namen um 1780
Nachahmung.

Erst im 19. Jahrhundert änderte sich,
zumindest in Deutschland, die juristische
Situation. Wie schon das preußische
Strafgesetzbuch von 1851, erwähnt auch das
Reichsstrafgesetzbuch von 1871 nur noch
männliche Homosexuelle: „§ 175. Die
widernatürliche Unzucht, die zwischen Personen
männlichen Geschlechts oder von Menschen mit
Tieren begangen wird, ist mit Gefängnis zu
bestrafen; auch kann auf Verlust der
bürgerlichen Ehrenrechte erkannt werden“.

Was war geschehen, dass Frauen liebende
Frauen das Gesetz nicht mehr zu befürchten
hatten? „Frauen waren 'privatisiert' worden“,
meint M. Pieper[19]. Wichtige Voraussetzung für
die Entwicklung der bürgerlichen Gesellschaft
war eine Familienideologie, die auf der strikten
Dichotomie von Männersphäre und
Frauensphäre, Produktion und Reproduktion,
basierte.

„Weibliche Sexualität – falls der Frau überhaupt eine zugestanden wurde – gehörte in die hinterletzte Ecke von Heim und Herd, war so gut wie nicht existent und dem Primat von Kinder-Küche-Kirche untergeordnet".

Wie sehr die Entkriminalisierung der „Tribadie" mit einer Degradierung und Bagatellisierung weiblicher (Homo-) Sexualität gekoppelt war, zeigt die Argumentation des bayerischen Juristen Johann Jacob Cella, der sich schon 1787 für die Straffreiheit homosexueller Beziehungen zwischen Frauen aussprach: „Das natürlichste wäre wohl anzunehmen, dass Weib mit Weib keine eigentliche *sodomiam sexus* begehen könne: indem alles, es mag mit oder ohne künstliche Werkzeuge bewerkstelligt werden, bloß auf unzüchtige Spielereien hinausläuft, an denen die Imagination mehr Anteil hat als die Realität".

Die phallokratische Fixiertheit der bürgerlich-patriarchalen Gesellschaft drückt sich eben auch in der strafrechtlichen Sanktionierung bestimmter Formen von Sexualität aus: als „Unzucht zwischen Personen männlichen Geschlechts" galt lediglich der Analverkehr. Weibliche Lust wird als „Spielerei" infantilisiert, gar negiert.

Mit der Entkriminalisierung begann jedoch gleichzeitig ein Pathologisierungsprozess; nicht mehr die Juristen, sondern die Mediziner und Psychiater fühlten sich berufen, über homosexuelle Frauen und Männer zu urteilen. Hatten zuvor Religion und Justiz Machtwörter gesprochen, so war es nun die medizinisch-anthropologische Wissenschaft.

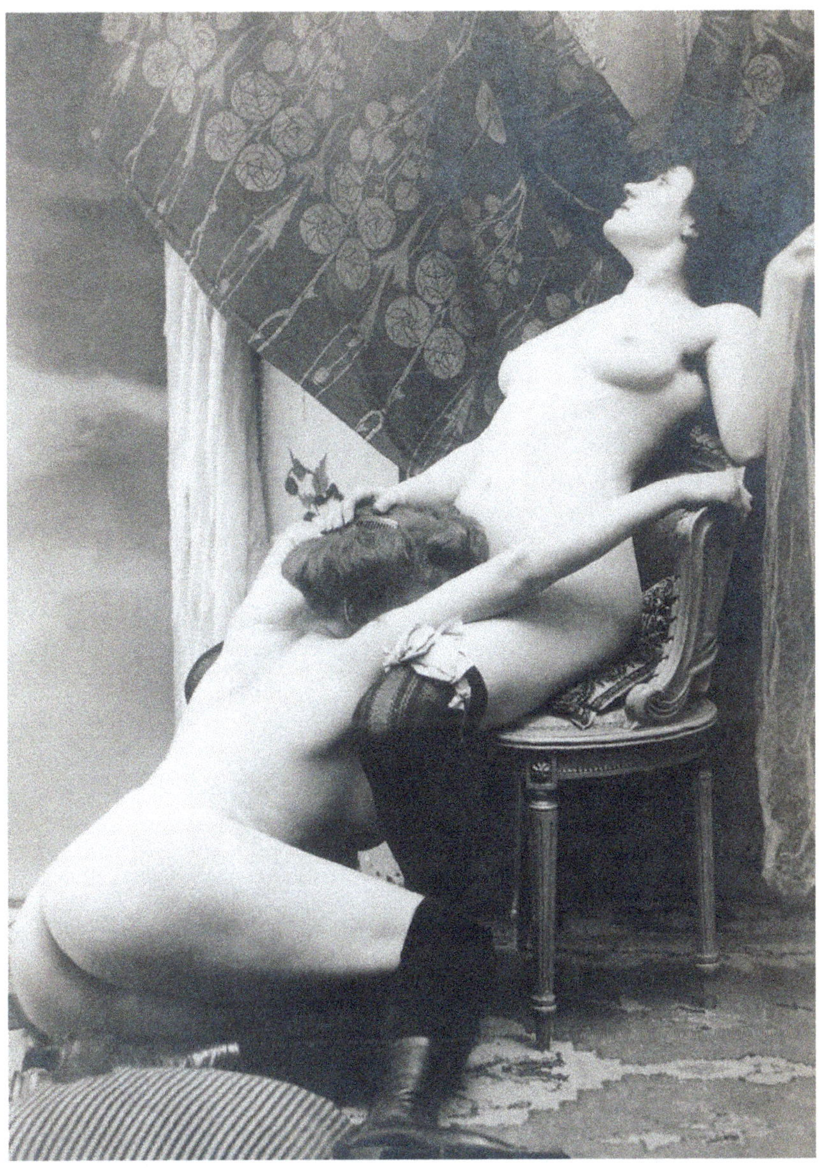

23. Erotische Fotografie aus
der Zeit 1880 bis 1910.

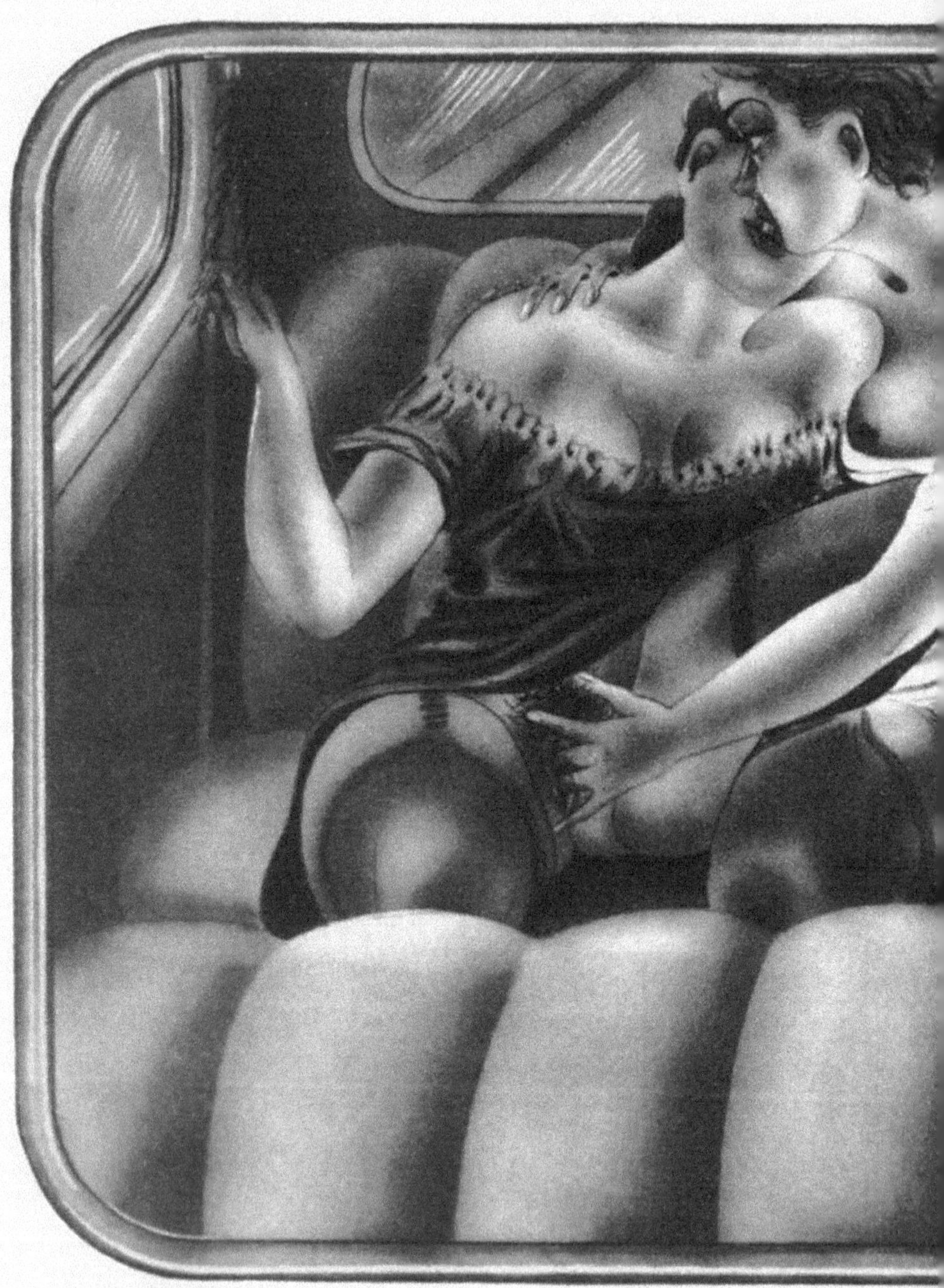

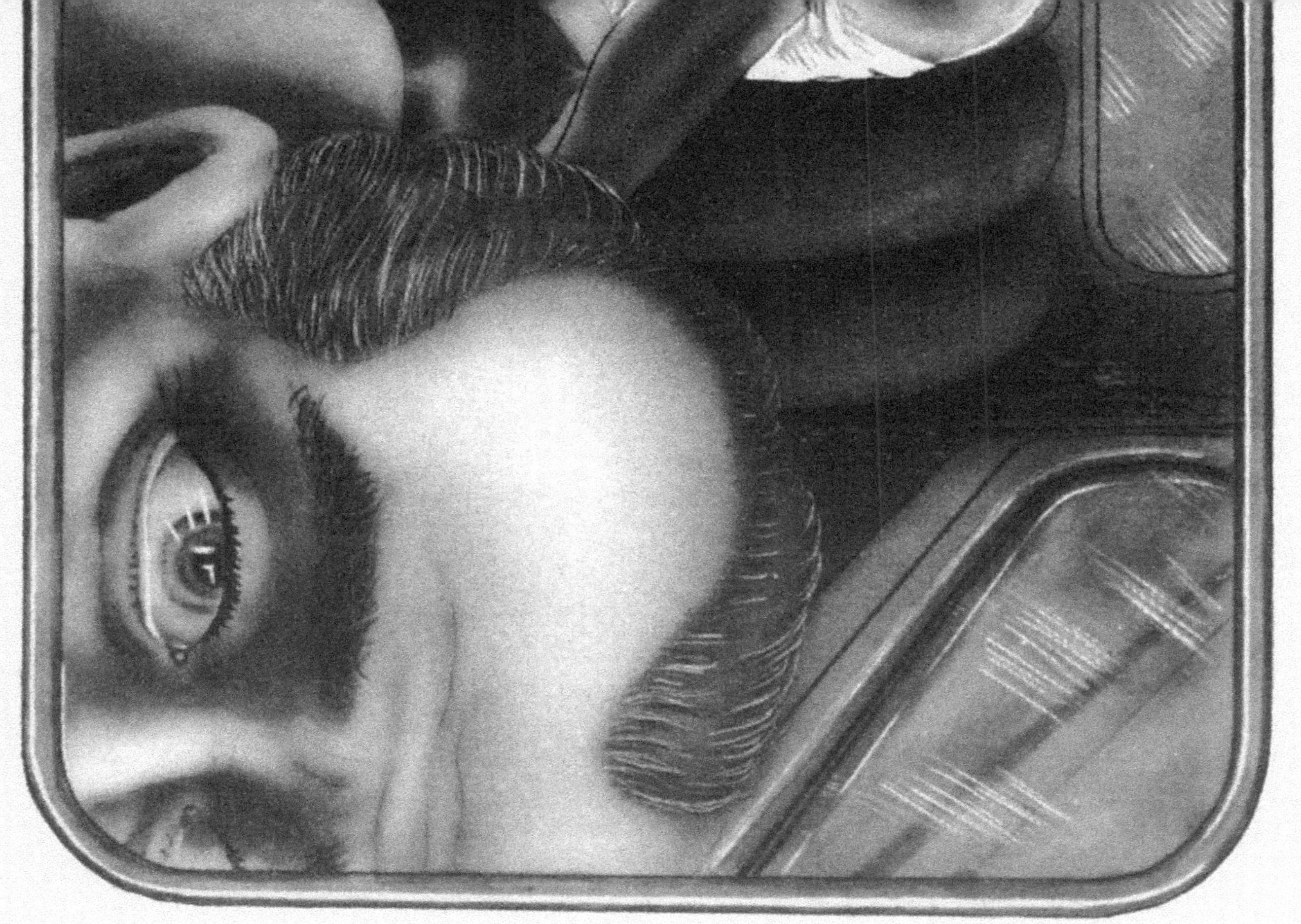

44

Sapphos
verleugnete Liebe

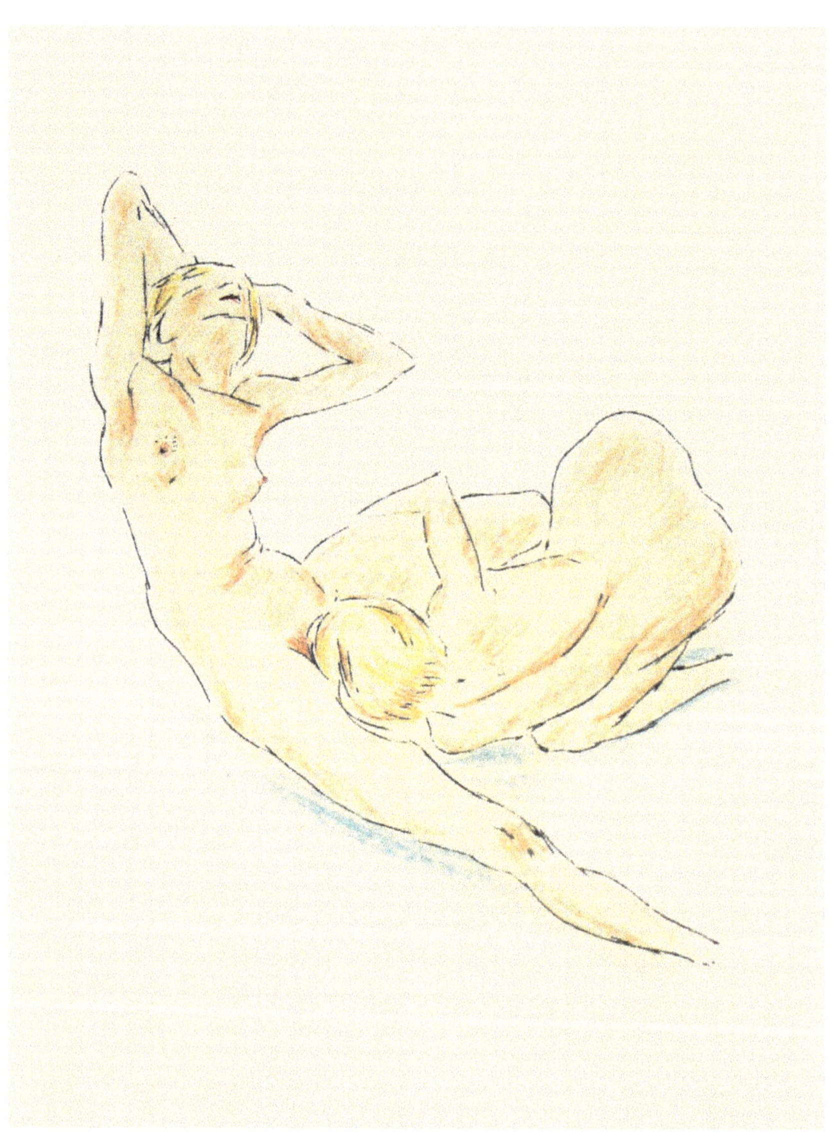

So sieht Krafft-Ebing[20] in den „konträren
Sexualempfindungen beim Weibe eine
funktionelle Degenerationserscheinung". Der
weiblichen Sexualität widerfährt in seiner Kritik
am § 175 des Strafgesetzbuches, der die Frauen
nicht einbezieht, beinahe eine Rehabilitierung:
Als einen Irrtum bezeichnet er die Auffassung,
dass „Weiber untereinander sexuell nicht
deliktfähig seien". Sie folgen eben doch der
Lust!

Dass Frauen sich gegenseitig der Liebe
hingeben, hat aber für ihn vor allem seine
Ursache darin, dass der „Entwicklung der
normalen Sexualität" eine rechte Fundierung
mangelte. So komme es infolge einer
Hypersexualität oft zu homosexuellem Verkehr
bei Gefängnisinsassinnen und bei Töchtern
höherer Stände, die vor Verführung durch
Männer allzu behütet sind oder die vor einer
Schwangerschaft zurückschrecken. Oft handle
es sich „um Ehefrauen impotenter Männer, die
bloß zu reizen, nicht aber zu befriedigen
vermögen und ... die bei ihren Frauen endlich
Ekel vor dem Koitus, überhaupt dem Verkehr
mit Männern herbeiführen". Auch Prostituierte
von großer Sinnlichkeit, die „angewidert sind
von dem Umgange mit perversen oder
impotenten Männern", flüchten zu
sympathischen Personen des eigenen
Geschlechts und „regredieren" sich an ihnen.

„Konträre Sexualempfindungen bei
Weibern" sind also vermeidbar: Heilmittel
gegen die lesbische Liebe ist nicht der Arzt,
sondern einzig der potente Mann. Ein
originäres Verlangen der Frau nach der Frau
darf es nicht geben.

Vorigen Seiten:
24. Anonym,
    um 1930.

25. Laszlo Boris,
    1921.

Auch Eulenburg[21] urteilt ähnlich: Das Gros der Pseudo-Lesbierinnen bilde heute – um 1900 – die sexuell übersättigte, sensationslüsterne Frau der besseren Gesellschaft. Es seien die „müßiggehenden, reichen und vornehmen Damen (das Wort „Frauen" ist für sie eigentlich zu gut), die alle Genüsse erschöpft haben, über alles, namentlich die Männer, blasiert sind, und nur in dem ganz Unnatürlichen, Naturwidrigen, eben weil es unnatürlich und naturwidrig ist, noch einen gewissen, angenehm aufregenden Reiz finden". Also eine Degenerationserscheinung und bloße Verirrung – auch hier.

Bürgerlicher Sexualforschung gelingt es nicht, über den Schatten des Phallozentrismus zu springen. Auch Iwan Bloch („Das Sexualleben unserer Zeit"), der nicht an der Existenz echter, originärer Homosexualität bei Frauen zweifelt, ihr aber nur eine geringe Bedeutung zuspricht, sieht in den Frauen, die Frauen lieben, eher Pseudo-Lesbierinnen. Diese folgen einer „äußerlich suggerierten, vorübergehenden, nicht mit dem Wesen der Persönlichkeit verknüpften gleichgeschlechtlichen Empfindung". Was aber das Wesen ihrer Persönlichkeit ausmacht, das wissen Männer am besten. Lesbische Liebe ist unwesentlich.

Bei den wenigen Fällen echter Homosexualität aber handelt es sich Bloch zufolge um Fälle, „wo auch im äußeren Habitus das Mädchen sich von den heterosexuellen Kameradinnen unterscheidet, Anklänge an männlichen Körperbau vorhanden sind (schwache Entwicklung der Brüste, geringere Beckenbreite, Entwicklung eines Schnurrbarts, tiefe Stimme u.s.w.)".

26. Godal (Pseudonym), um 1925.

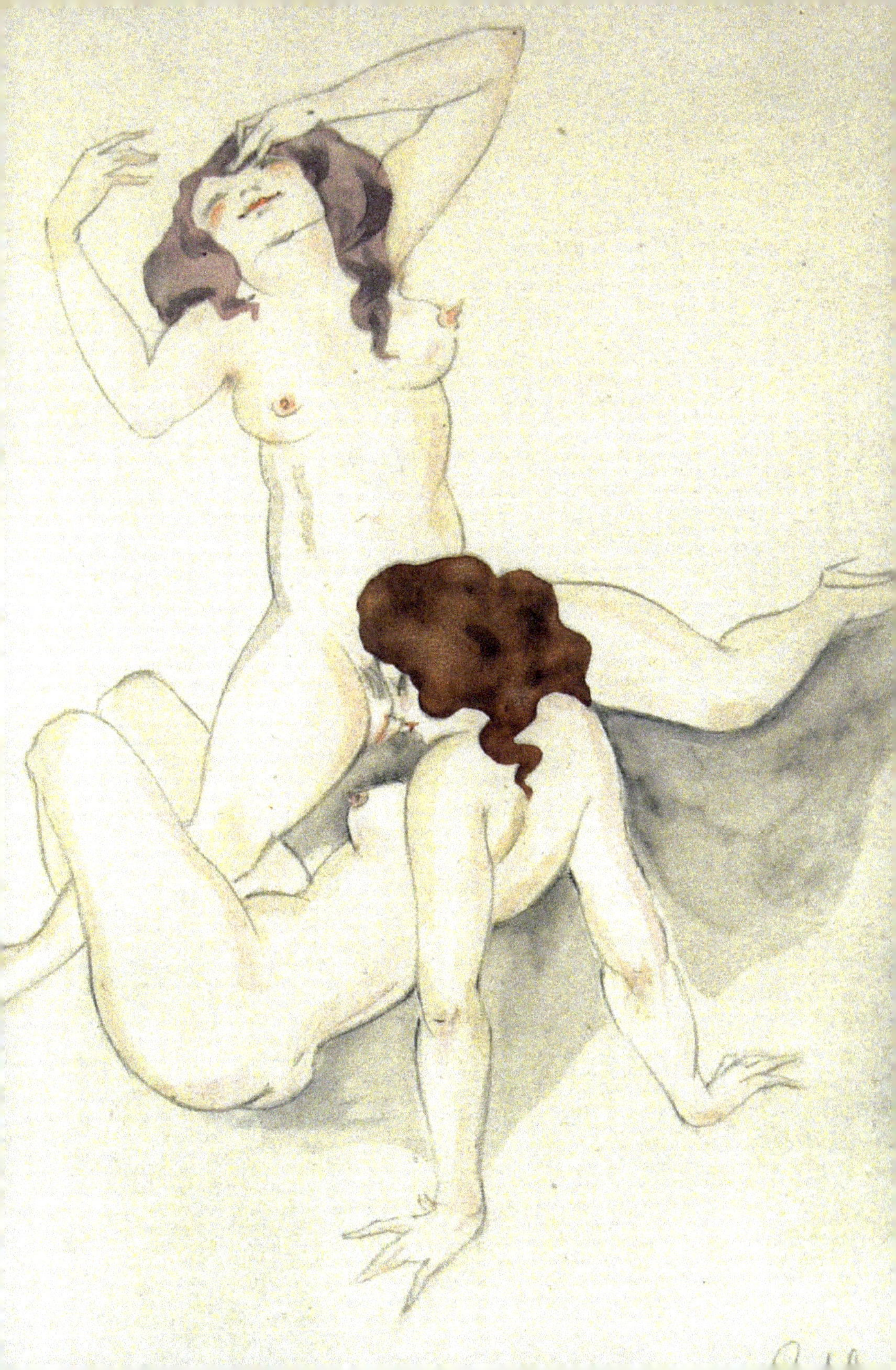

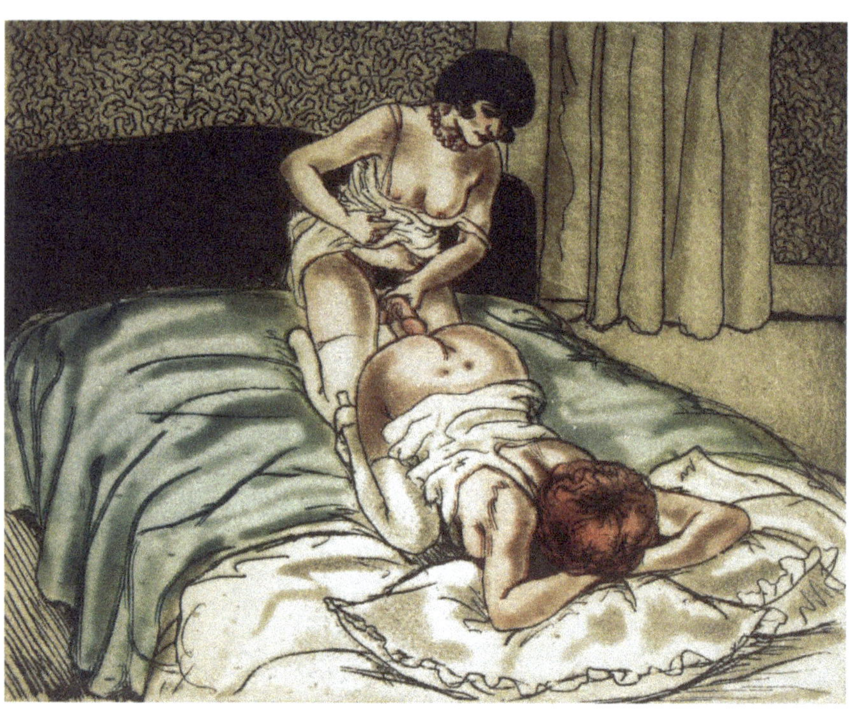

27. Courbouleix , um 1935.

Auch hier wieder die Frage: Sind es Frauen? (Neuere Untersuchungen belegten, dass unter lesbischen Frauen sich nur extrem wenige als entschieden männlich betrachten. Zudem zeigte sich, dass die Geschlechtsidentifikation keinen ausschlaggebenden Faktor für die Entwicklung weiblicher Homosexualität darstellt: Viele sich eher als männlich bezeichnende Frauen sind heterosexuell orientiert).

Der phallokratische Versuch, die lesbische Frau zu maskulinisieren, muss als gescheiterter Versuch angesehen werden, den Phallus als Zentrum der Sexualität zu retten.

Einzig die Psychoanalyse brachte ein aufklärendes Licht in die trübe Diskussion, auch wenn Freud[22] die lesbische Liebe nur ephemer betrachtete. Freud maß der Bisexualität als psychischer Struktur beträchtliche Bedeutung zu und vertrat die Auffassung, bisexuelle Wünsche seien in der Kindheit allgegenwärtig. „Unser aller Libido schwankt normalerweise zwischen dem männlichen und dem weiblichen Objekt". Doch es ist es unmöglich, beide Geschlechter zu sein und zu haben; die bisexuelle Sehnsüchte der Kindheit müssen notwendig unerfüllt bleiben. In der kulturell auferlegten Ein-Geschlechtlichkeit verfügt der Mensch also nur über die Hälfte seiner Sexualität. Im Liebesspiel können wir uns, wenn auch nur augenblicksweise, die Illusion verschaffen, beide Geschlechter zu sein. Der platonische Kugelmensch findet für einen Augenblick zur ursprünglichen Ganzheit, indem er über projektive Identifikation von seiner Eingeschlechtlichkeit befreit ist.

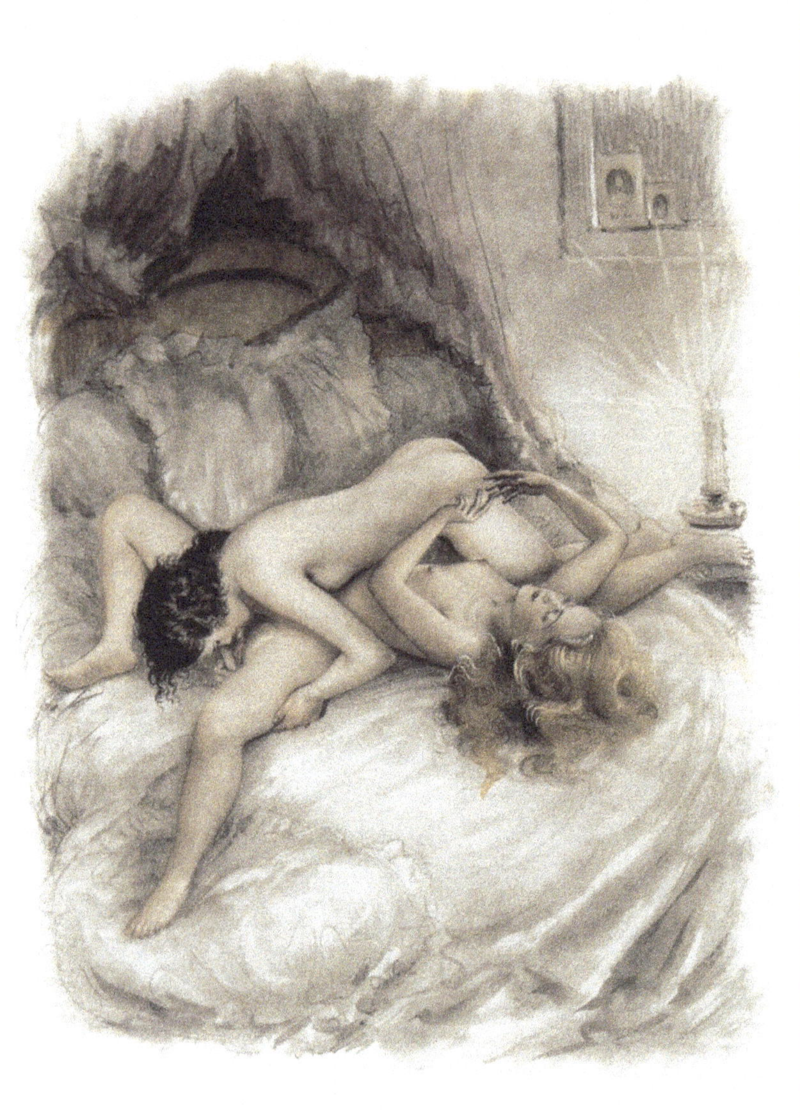

28. Paul Emile Becat,
    1948.

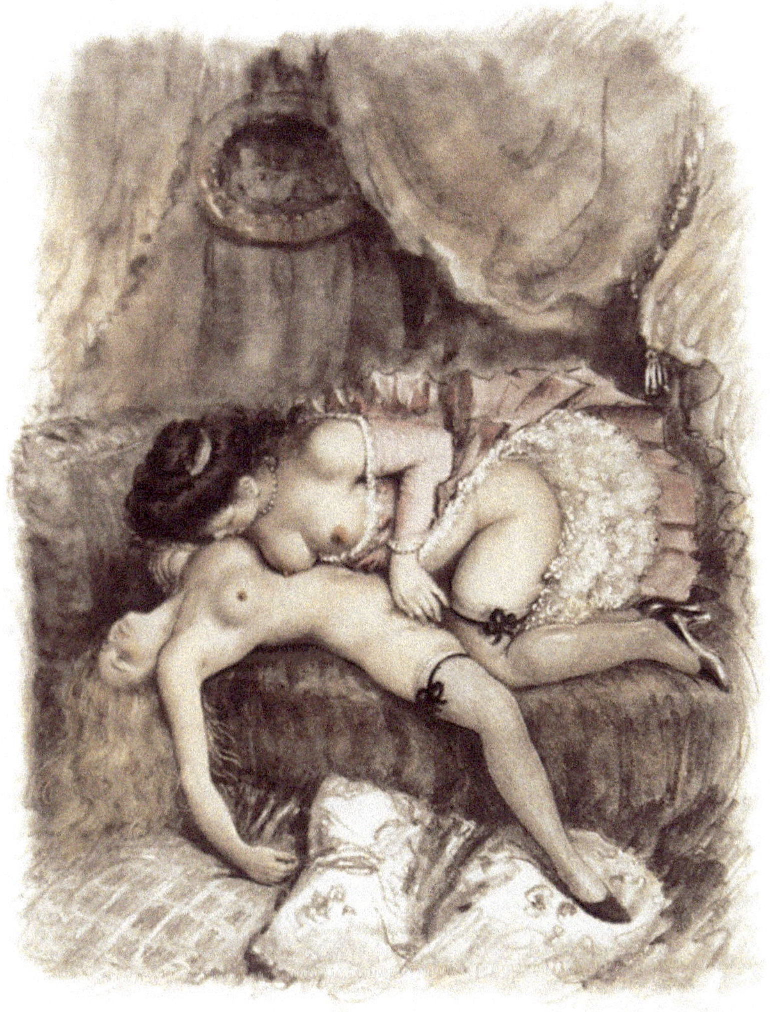

29. Paul Emile Becat,
1948.

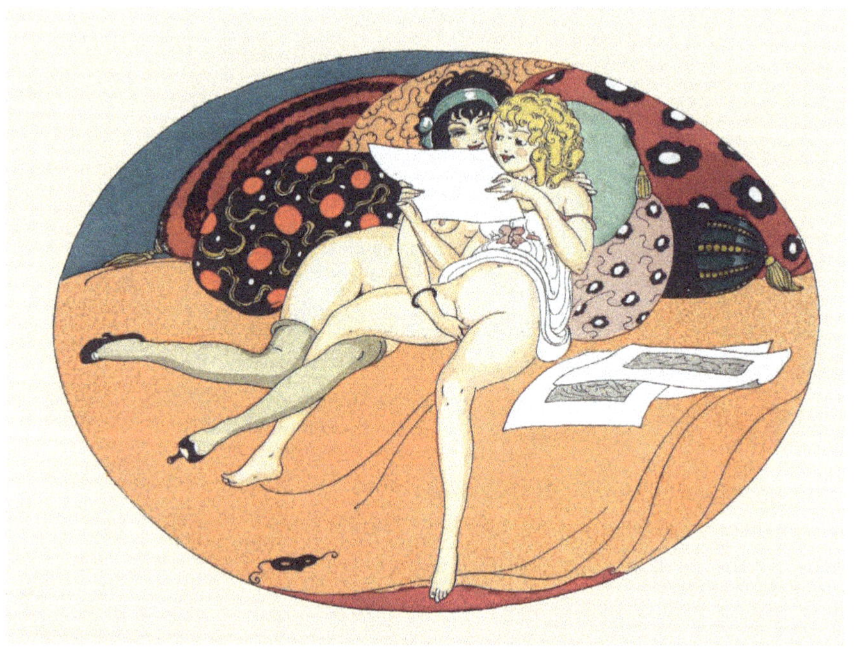

30. Gerda Wegener,
    1925.

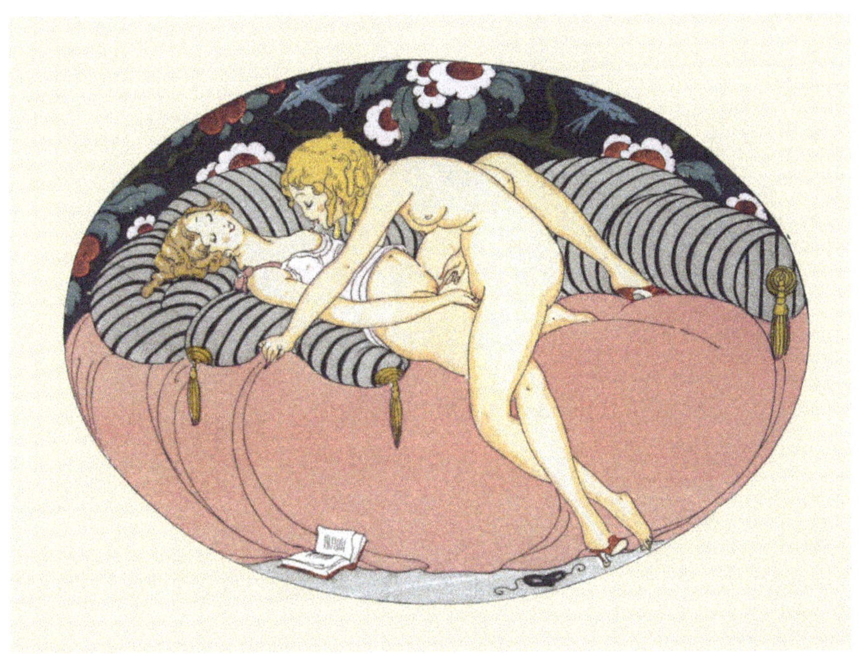

31. Gerda Wegener,
1925.

Folgenden Seiten:
32. Otto Kopp,
um 1910.

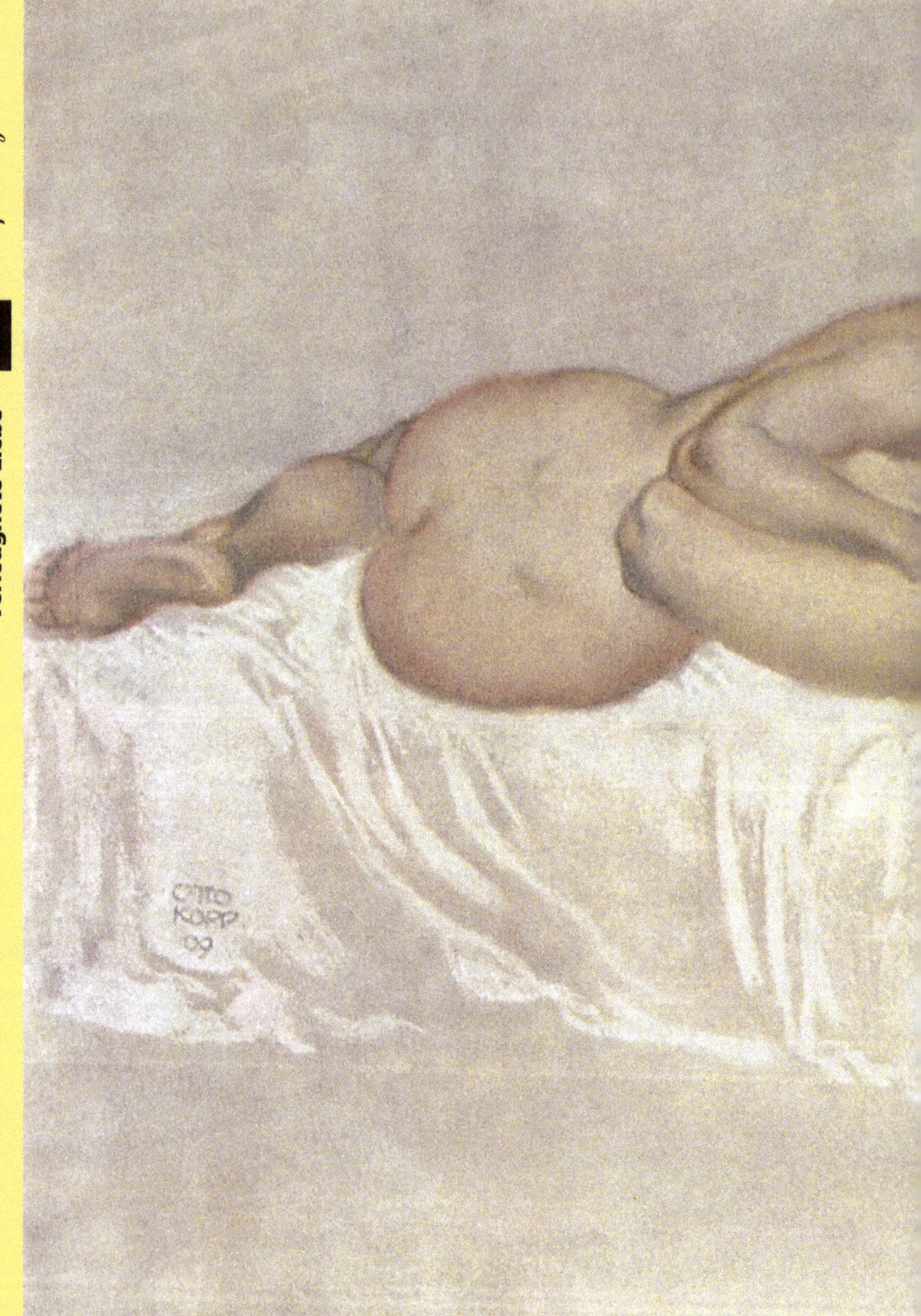

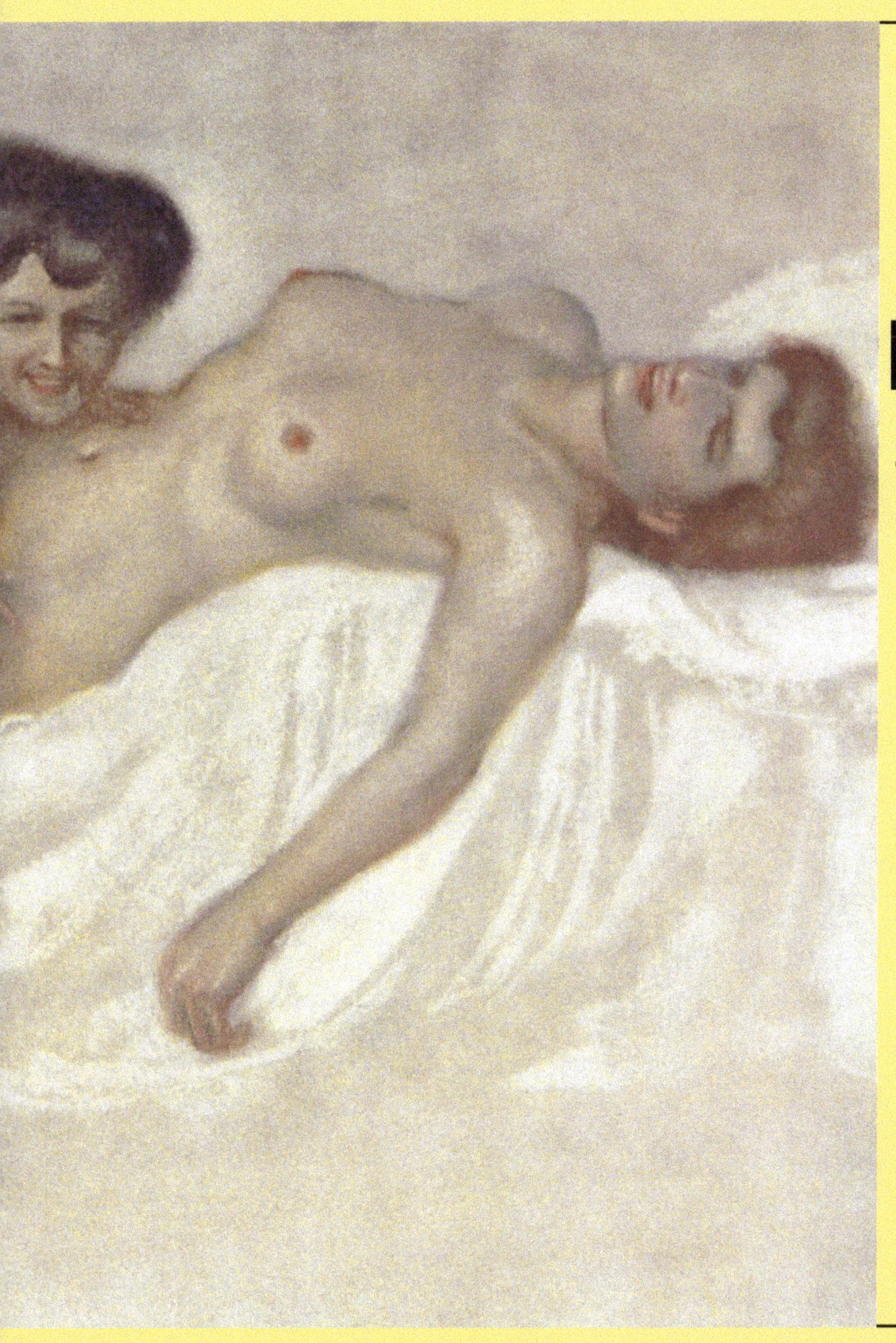

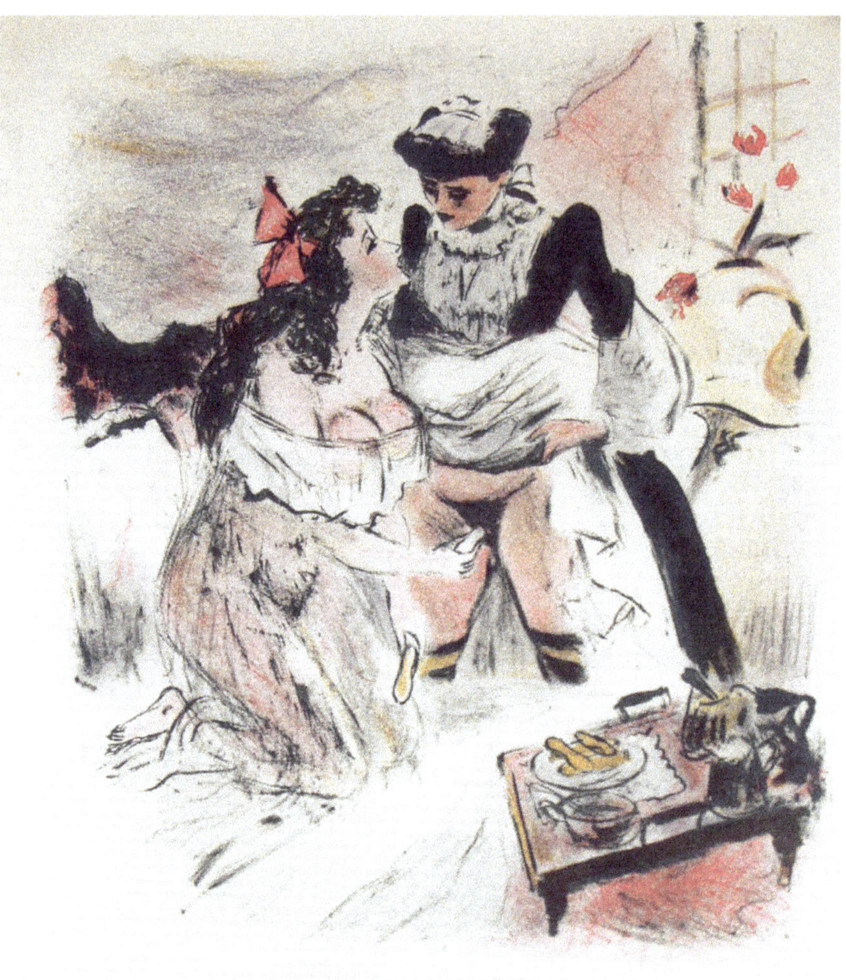

33. Berthomme de Saint-
André, 1927.

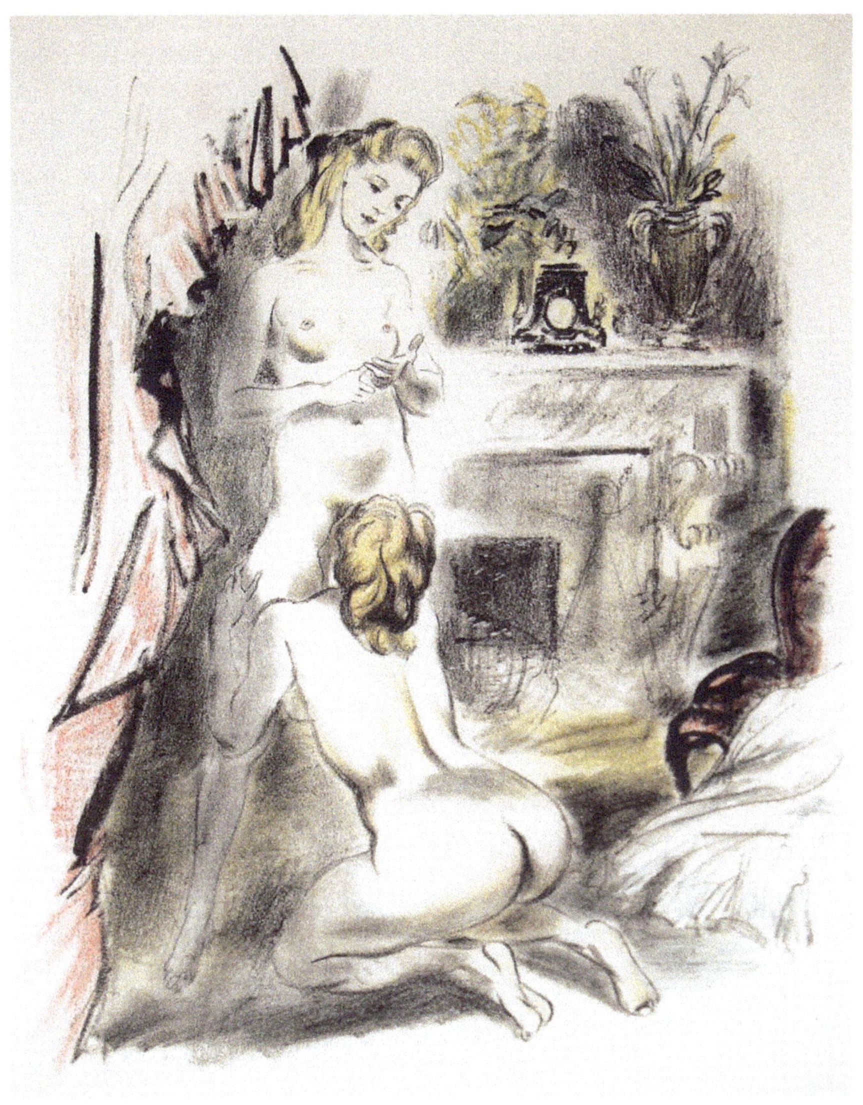

34. Berthomme de Saint-
André, 1927.

Ebenso findet auch in der gleichgeschlechtlichen Liebe der oder die Einzelne seine bzw. ihre Ergänzung. Die Objekte sexueller Wünsche sind uns also nicht angeboren, sie müssen gefunden werden.

Spätestens seit Freud kann man nicht länger von „widernatürlicher Liebe" reden. Homosexualität mag gegen die kulturell auferlegte Norm sein, aber sie ist eine der grundlegenden Möglichkeiten menschlicher Liebe.

„Wir haben uns daran gewöhnt", schreibt Freud, „jedem Kulturmenschen ein gewisses Maß von Verdrängung perverser Regungen, von Analerotik, Homosexualität u.dgl. sowie ein Stück Vater- und Mutterkomplex und noch andere Komplexe zuzumuten, wie wir bei der Elementaranalyse eines organischen Körpers die Elemente: Kohlenstoff, Sauerstoff, Wasserstoff, Stickstoff und etwas Schwefel mit Sicherheit nachzuweisen hoffen. Was die organischen Körper voneinander unterscheidet, ist das Mengenverhältnis dieser Elemente und die Konstitution der Verbindungen, die sie miteinander eingehen".

Nichts, so mag man schlussfolgern, ist unnatürlicher als die eindimensional festgelegte Geschlechtsrolle. So wissen wir heute, dass ein übertrieben männliches oder allzu betont weibliches Gebaren oft starke Neigungen zur Gegengeschlechtlichkeit verbirgt. Beide Tendenzen können in derselben Person existieren.

Doch dies sind Gedanken, die unter dem Patriarchat schwer nur schwer zu akzeptieren sind.

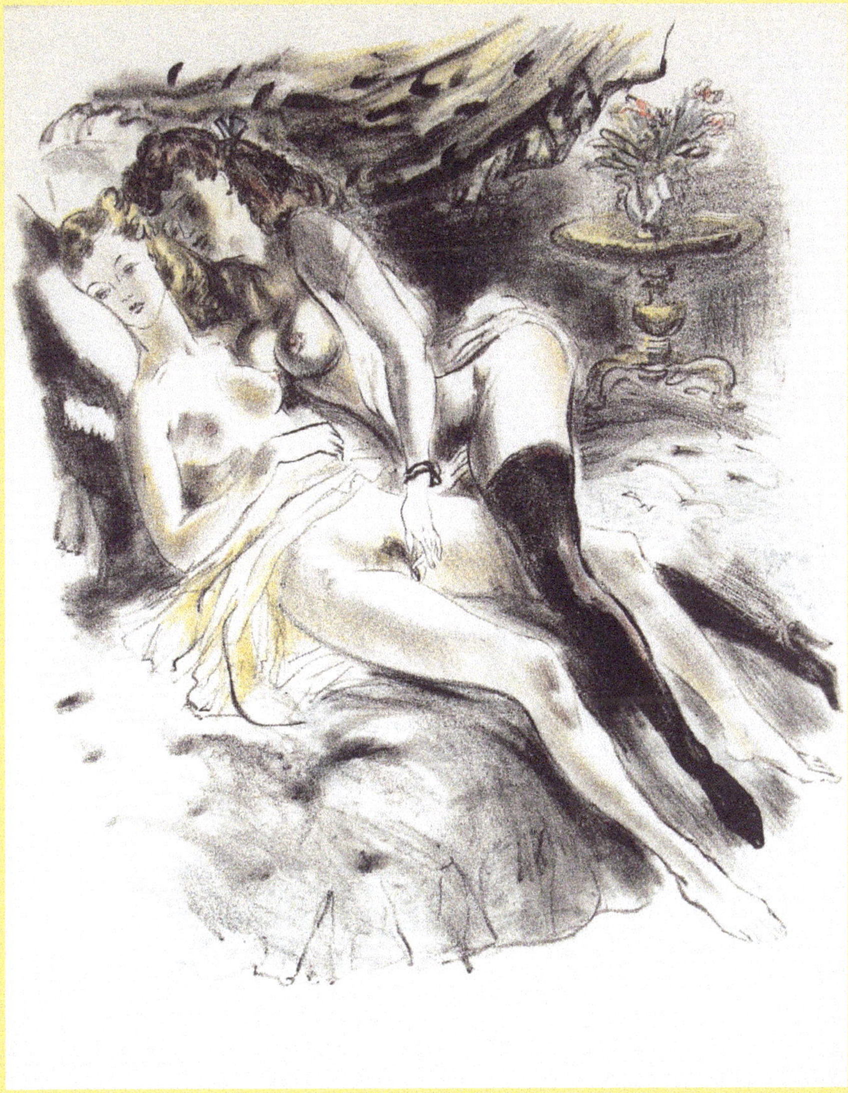

35. Berthomme de Saint-
André, 1927.

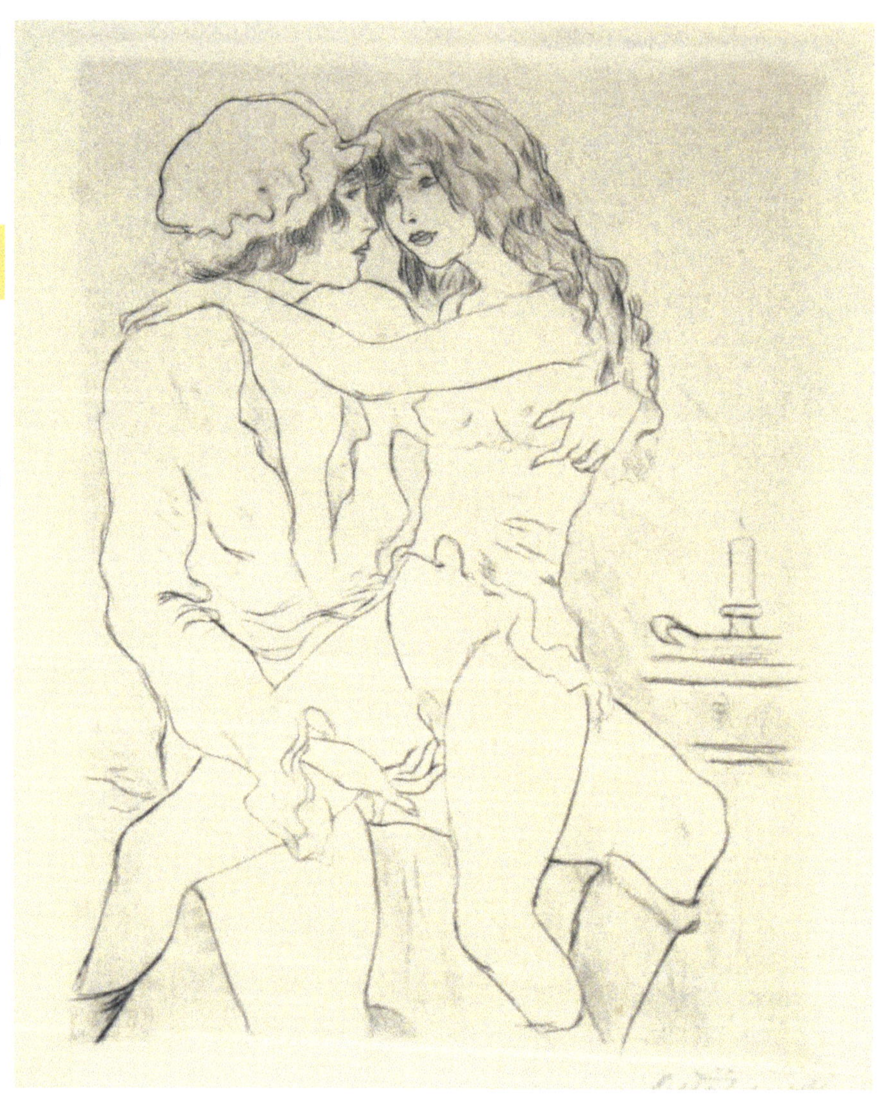

36. Otto Schoff, 1925.

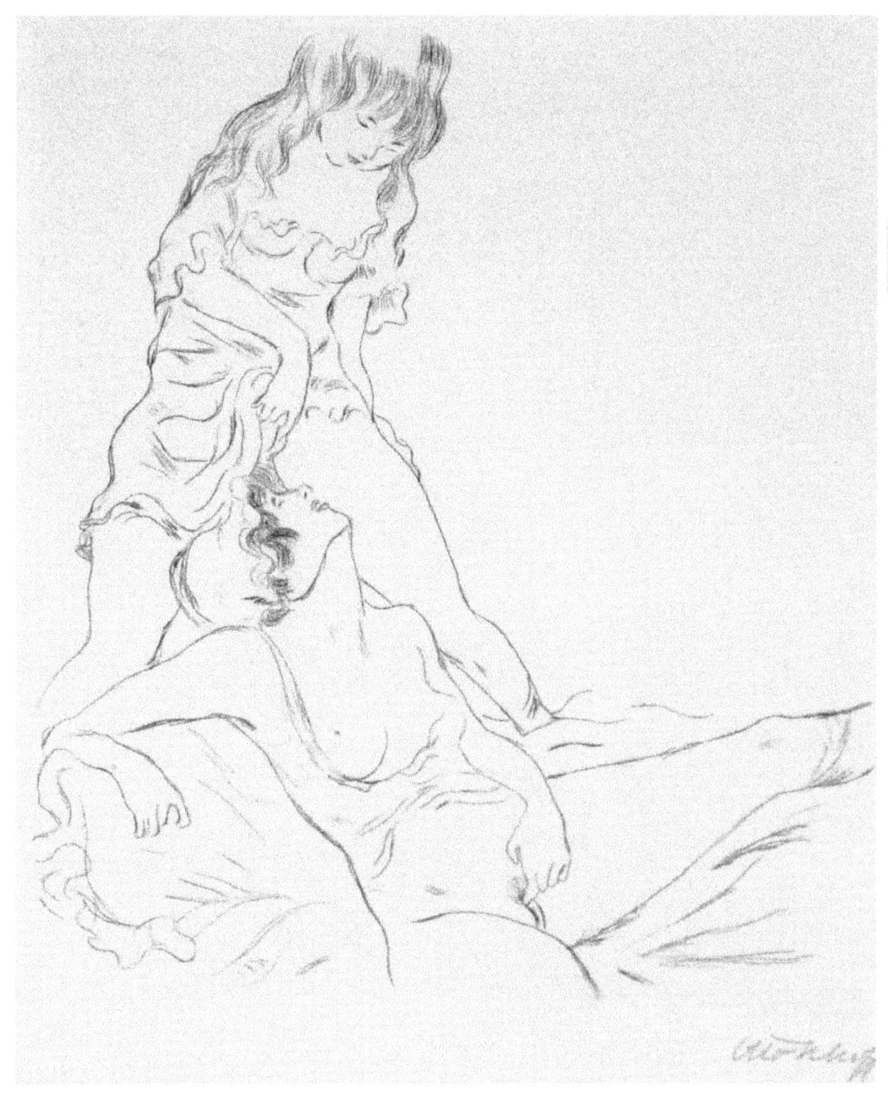

**Sapphos
verleugnete Liebe**

37. Otto Schoff, 1925.

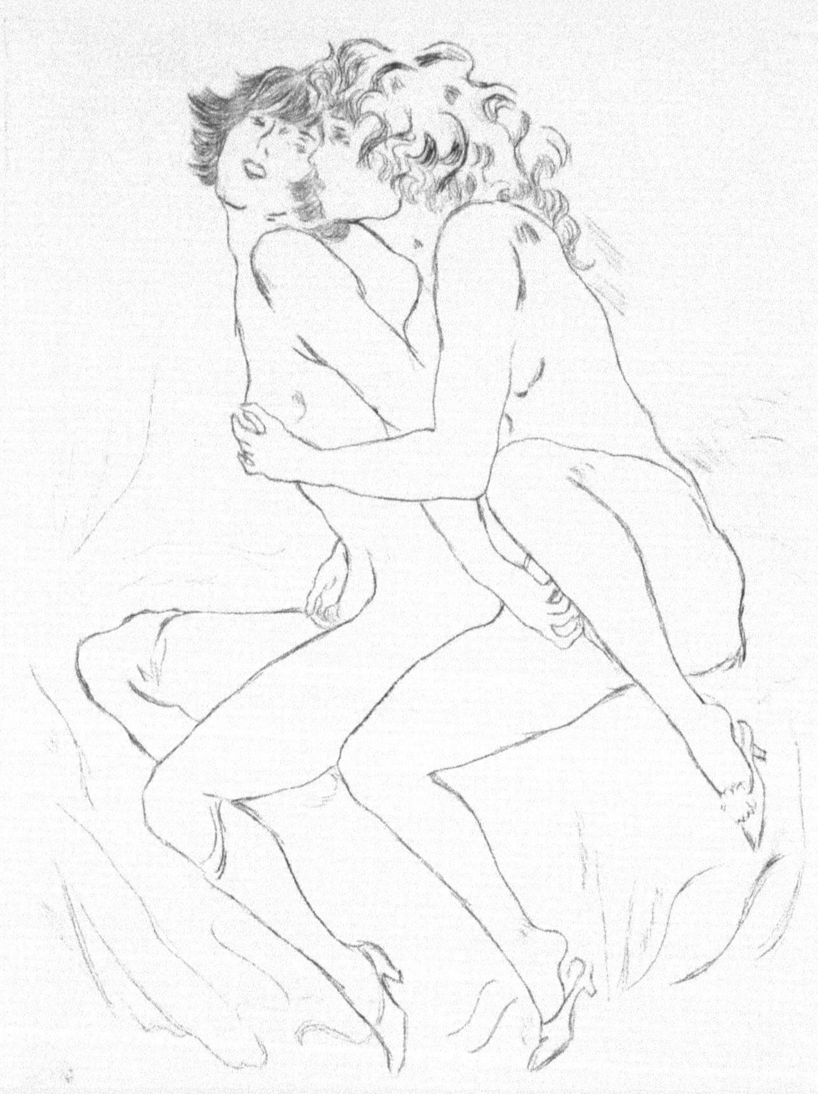

38. Otto Schoff, 1925.

Das Konzept der Bisexualität hat eine Affinität zur „Zwischenstufenlehre", wie sie der homosexuelle Sexualwissenschaftler Magnus Hirschfeld[23] entwickelte: Zwischen den idealtypisch gedachten Extremen „Vollmann" und „Vollweib" gäbe es zahllose, letztlich individuelle Mischungen, und jeder Mensch sei eine einzigartige mann-weibliche Mischung von Eigenschaften, quasi als sexuelle Zwischenstufe zwischen den extremen Formen. Damit versuchte Hirschfeld, das Phänomen der Homosexualität zu entpathologisieren. Erstmals 1901 erschien die erfolgreichste seiner Aufklärungsbroschüren unter dem Titel „Was soll das Volk vom Dritten Geschlecht wissen". Den Ausdruck „Drittes Geschlecht" verwendete Hirschfeld gerne: war es doch eine Bezeichnung für Schwule und Lesben gleichermaßen, die nicht belastet war durch einen medizinisch-psychiatrischen oder pejorativen Nebensinn. Hirschfeld war davon überzeugt, dass Lesben und Schwule gemeinsame Interessen hätten und deshalb zusammen arbeiten sollten: „Der homosexuelle Mann und die homosexuelle Frau stehen in naturgemäßer Verwandtschaft zueinander und gehören tatsächlich zu einem 3. Geschlecht, das den beiden anderen gleichberechtigt, wenn auch nicht gleichartig gegenübersteht".

1897 gründete Hirschfeld das „Wissenschaftlich-humanitäre Komitee", das den Kampf gegen gesetzliche Verfolgung und gesellschaftliche Verfemung gleichgeschlechtlicher Liebe aufnahm.

Folgenden Seiten:
39. Jean Gabriel Domergue, 1924.

40. Jean Gabriel Domergue, 1924.

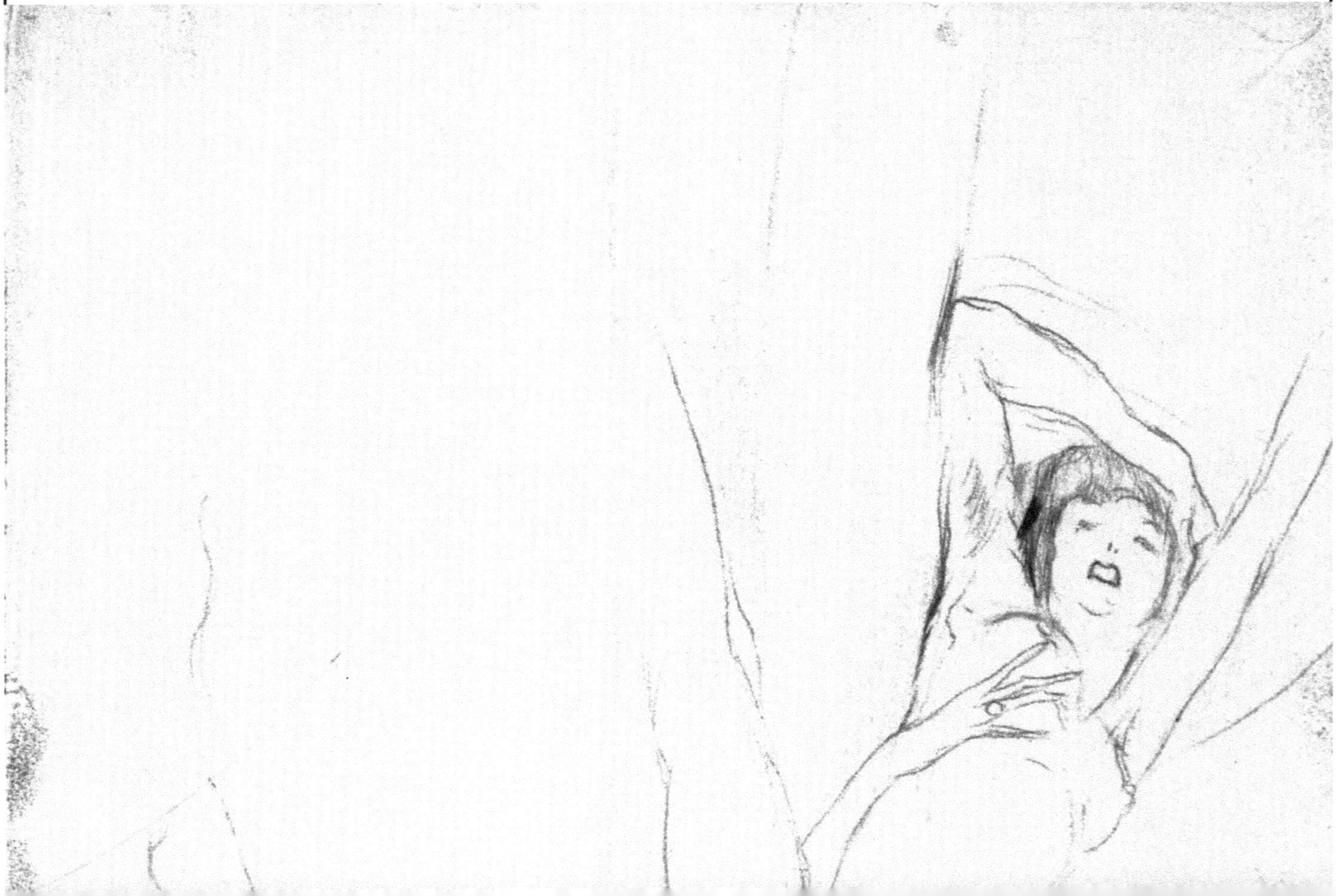

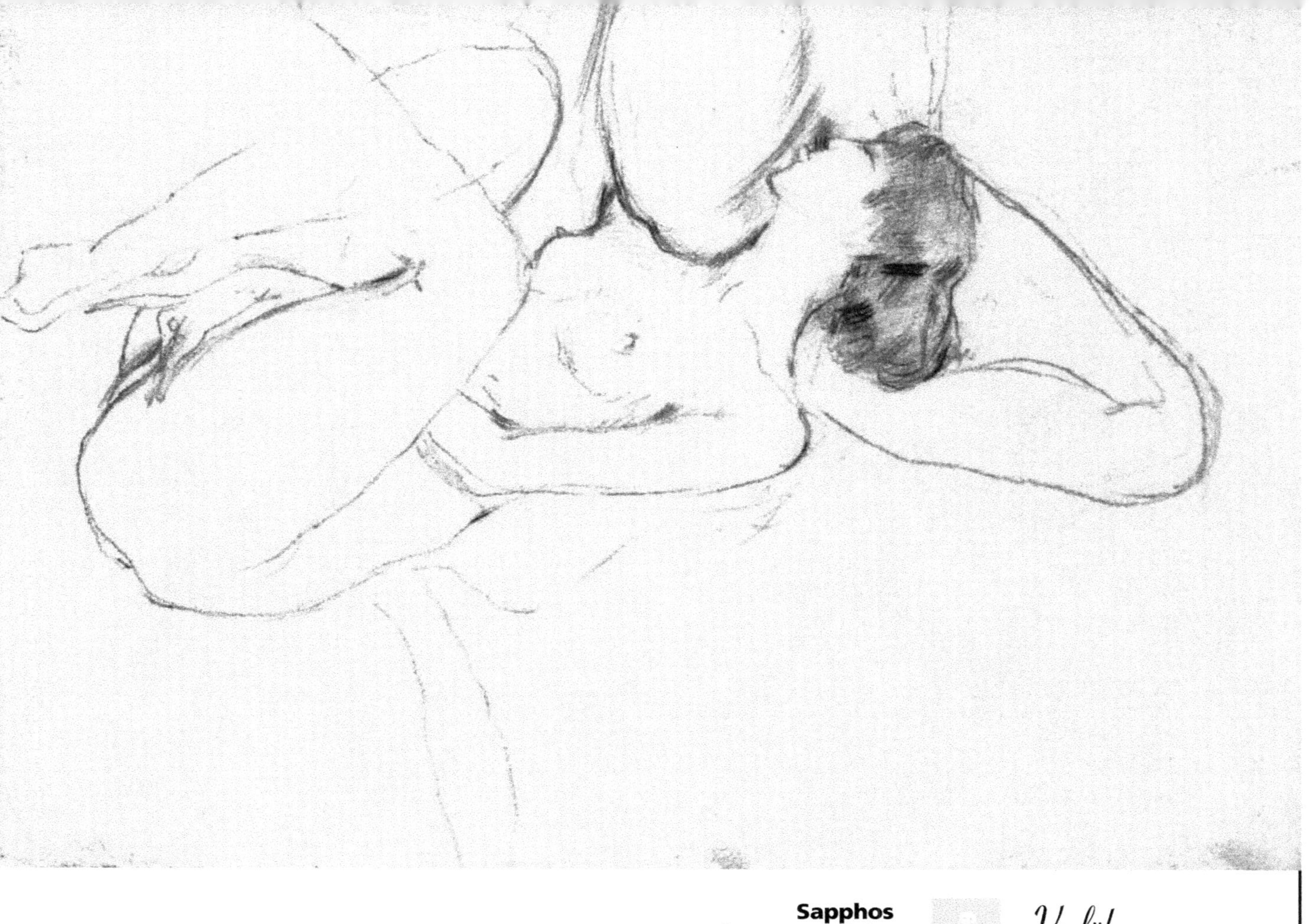

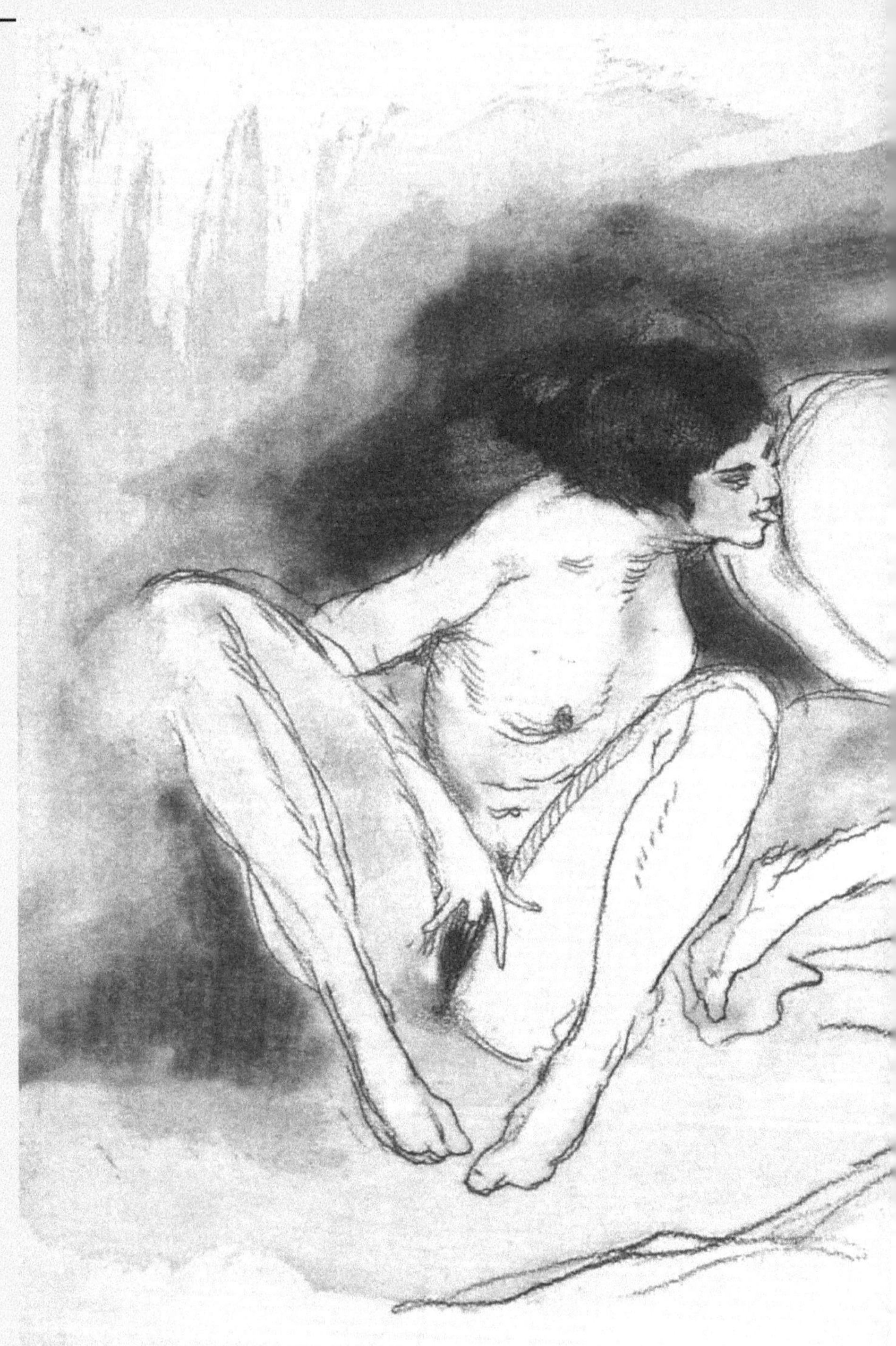

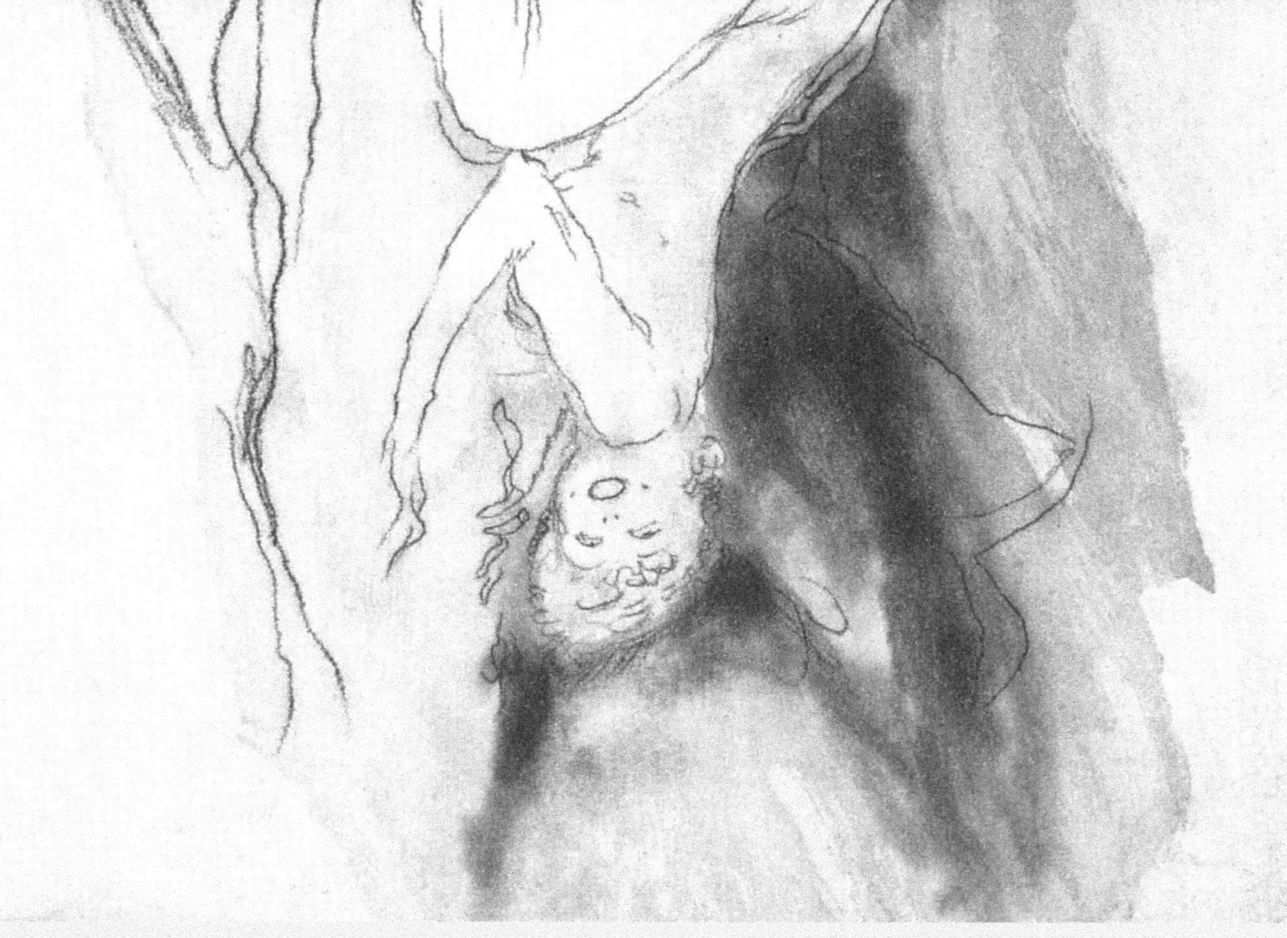

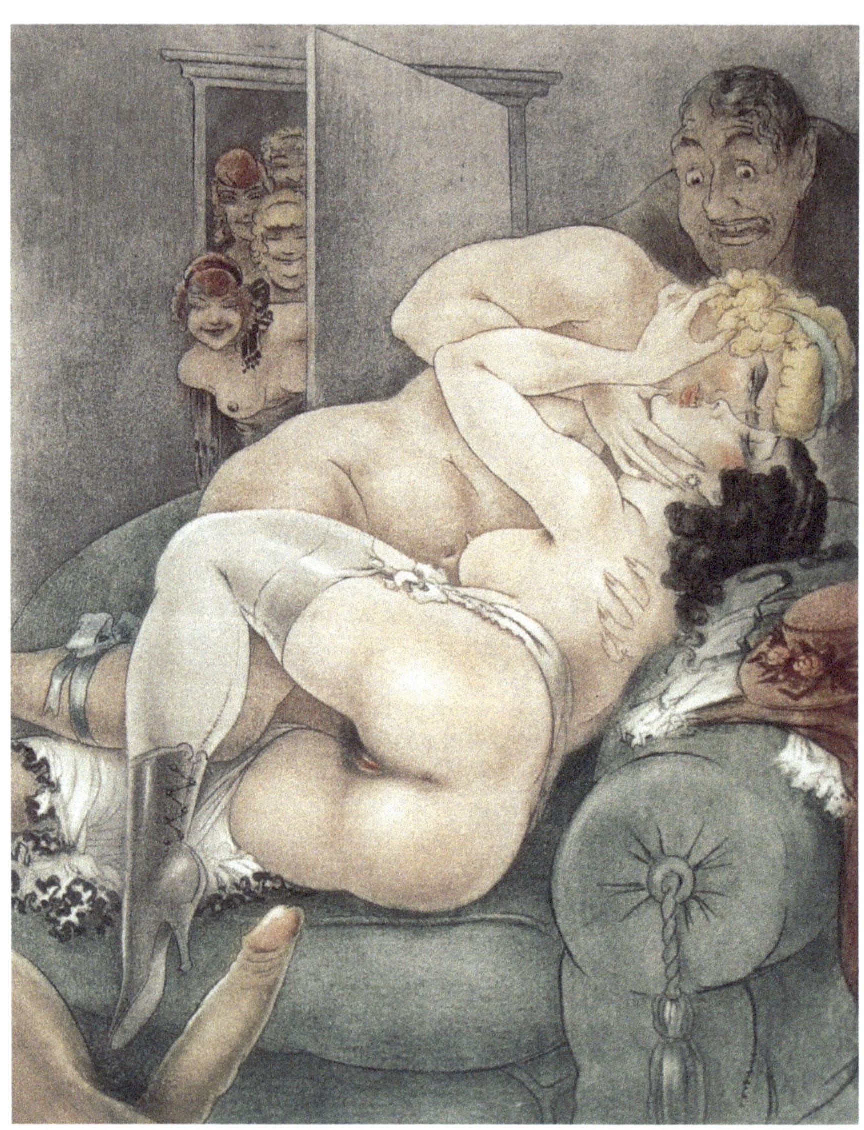

41. Jean Morisot, 1925.

Doch 1909 unternahm der „Vorentwurf zu
einem Deutschen Strafgesetzbuch" wieder einen
Versuch, den § 175 auf lesbische Frauen
auszudehnen. Vorbereitet und begleitet wurde
dieser Versuch durch medizinisch-
anthropologische Publikationen im Stil von
„Dr. Philos".

Die geringere Beachtung der weiblichen
gegenüber der männlichen Homosexualität sah
„Dr. Philos" einerseits in der Straflosigkeit im
Deutschen Reich, andererseits in der „Nachsicht
dem weiblichen Geschlecht gegenüber"
begründet; jedoch beginne die interessierte
Öffentlichkeit, „den weniger harmlosen
Untergrund gar vieler Mädchen- und
Frauenfreundschaften zu entdecken".

Dr. Philos wies nachhaltig auf die Gefahr
hin, die seiner Ansicht nach „pervertierte"
lesbische Frauen darstellen. Ihm zufolge wird
„das Intelligenzweib vom Manne weg zur
Geschlechtsgenossin und damit zur lesbischen
Liebe getrieben. Notorisch bewirkt eine
Überanstrengung des weiblichen Gehirns dessen
Hypertrophie, und das größere, männlich-
ähnlich gewordene Gehirn gestaltet auch den
übrigen Habitus in einen maskulinen um, bei
gleichzeitiger Veränderung der Sexualpsyche.
Solche halbmaskulin gewordenen Weiber
verlieren auch jeden Anreiz für den Mann, was
noch dazu beiträgt, nebst dem Hochmut einer
empfundenen Gleichberechtigung, ja
Höherberechtigung den Instinkthass
hervorzurufen, den der Rest von Weiblichkeit
wegen des Nichtbeachtetwerdens empfinden
muss.

Diese halbmaskulinen Weiber haben das Bestreben, normale Geschlechtsgenossinnen in ihren Bann zu ziehen, sowohl zur Befriedigung bewusster Sexualbedürfnisse als auch aus instinktiven Rachegelüsten gegen den Mann, um diesem möglichst viele Geschlechtslustobjekte zu entziehen."

Wachsende Konkurrenzängste der Männer, nicht nur auf beruflichem, sondern auch auf sexuellem Gebiet, bildeten den Hintergrund für den Versuch einer Kriminalisierung lesbischer Frauen. Wäre das Gesetz verabschiedet worden, hätte es Möglichkeiten eröffnet, die in der Frauenbewegung aktiven lesbischen Frauen zu treffen und die Frauenbewegung zu spalten in „saubere" heterosexuelle und „krankhafte" lesbische Frauen.

Magnus Hirschfeld schlussfolgerte in einem Gutachten des Reichsjustizamtes 1911: Die strafrechtliche Verfolgung lesbischer Frauen führe zu Denunzianten- und Erpressertum; das Vergehen sei wenig bekannt; es bestehe in bloßer Masturbation, die auch bei Männern straffrei sei.

Damit war dieser Gesetzesentwurf vorläufig gescheitert, nicht zuletzt auch aufgrund von Initiativen vor allem des radikalen Flügels der bürgerlichen Frauenbewegung und des „Wissenschaftlich-humanitären Komitees".

Nach dem 1. Weltkrieg[24], erst recht in den 20er Jahren, entfaltete sich in Europa eine liberale und freizügige lesbische Kultur; ihre Zentren waren die europäischen Metropolen Paris und Berlin.

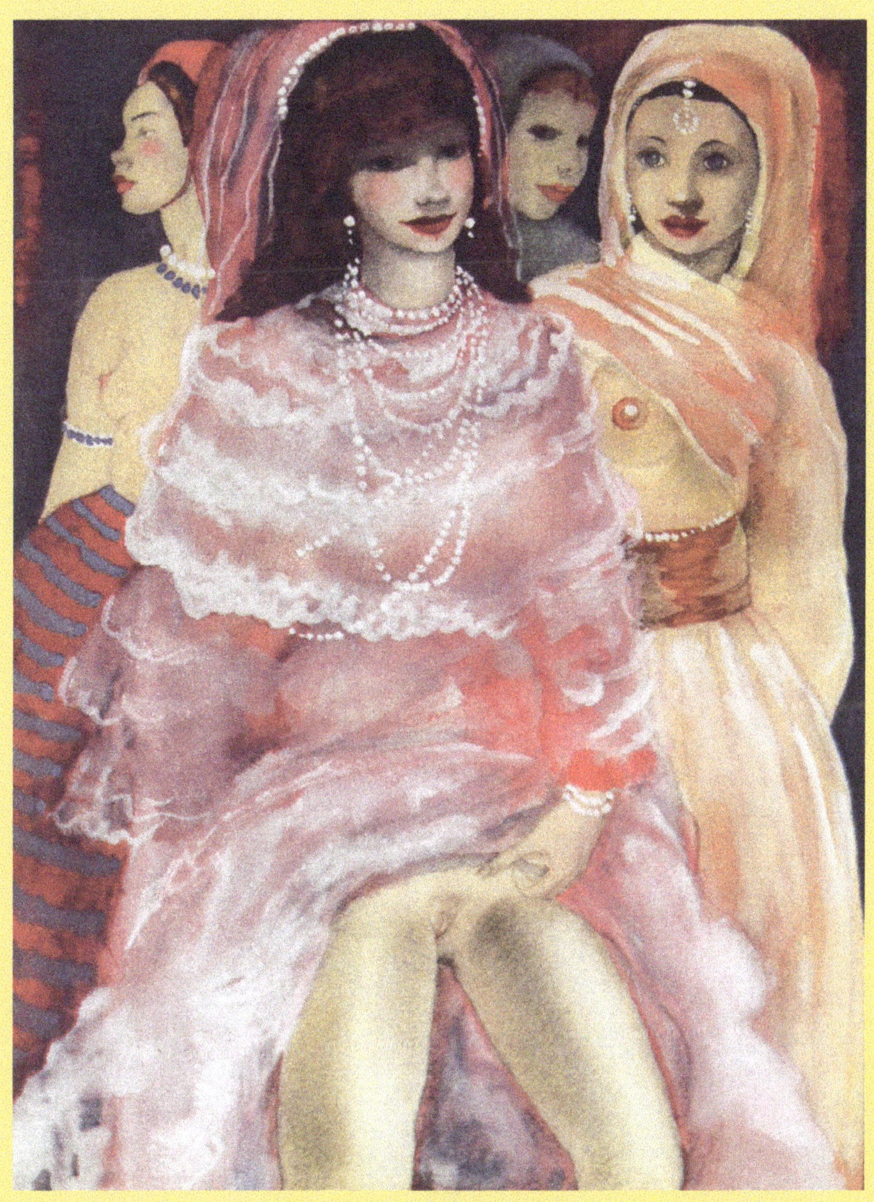

42. Leon Bakst, um 1925.

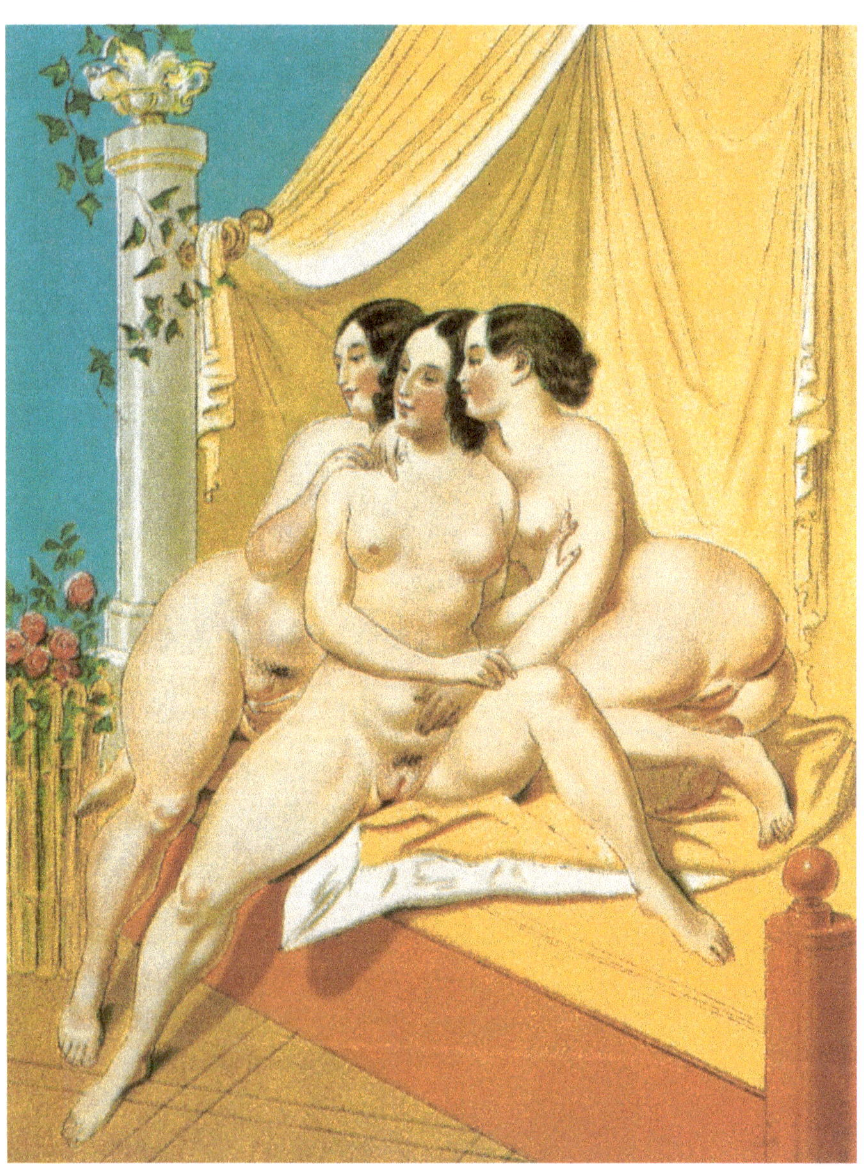

43. Peter Fendi, ca. 1835

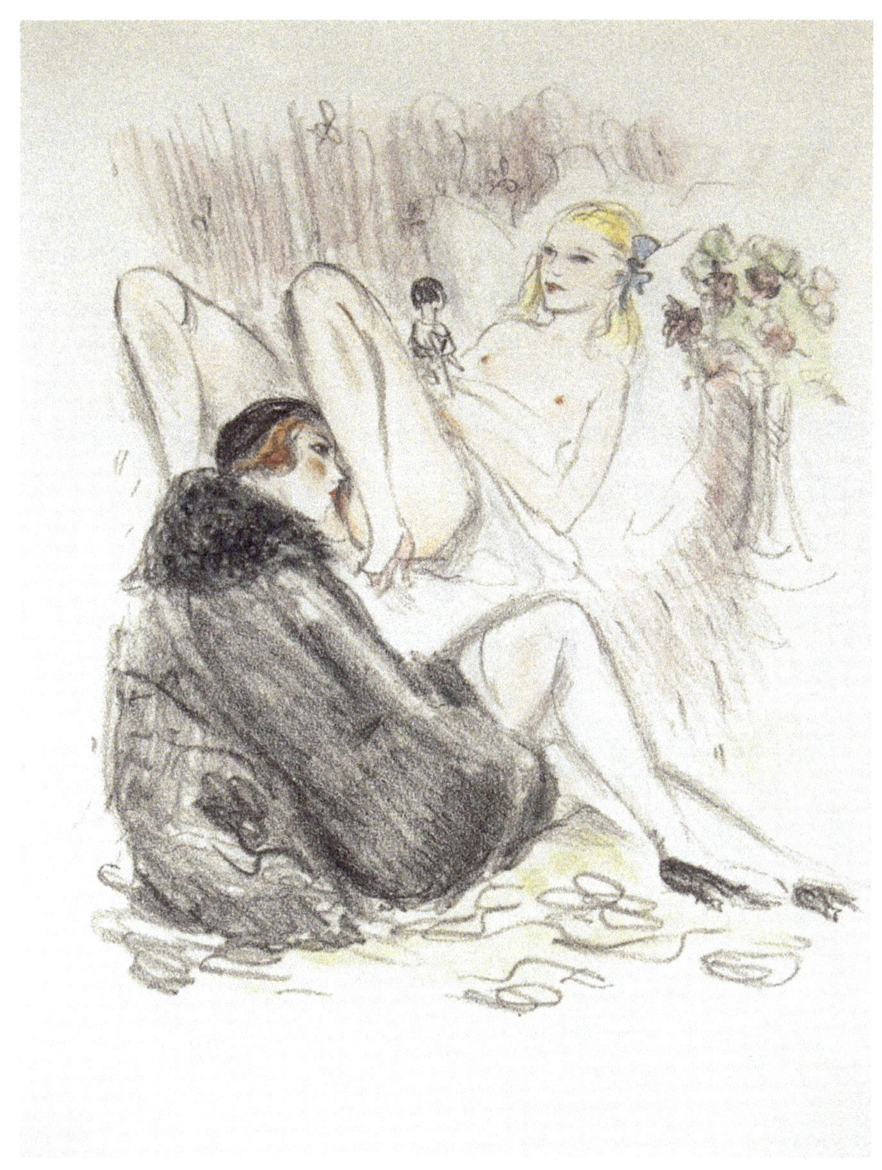

44. Marcel Vertés, 1928.

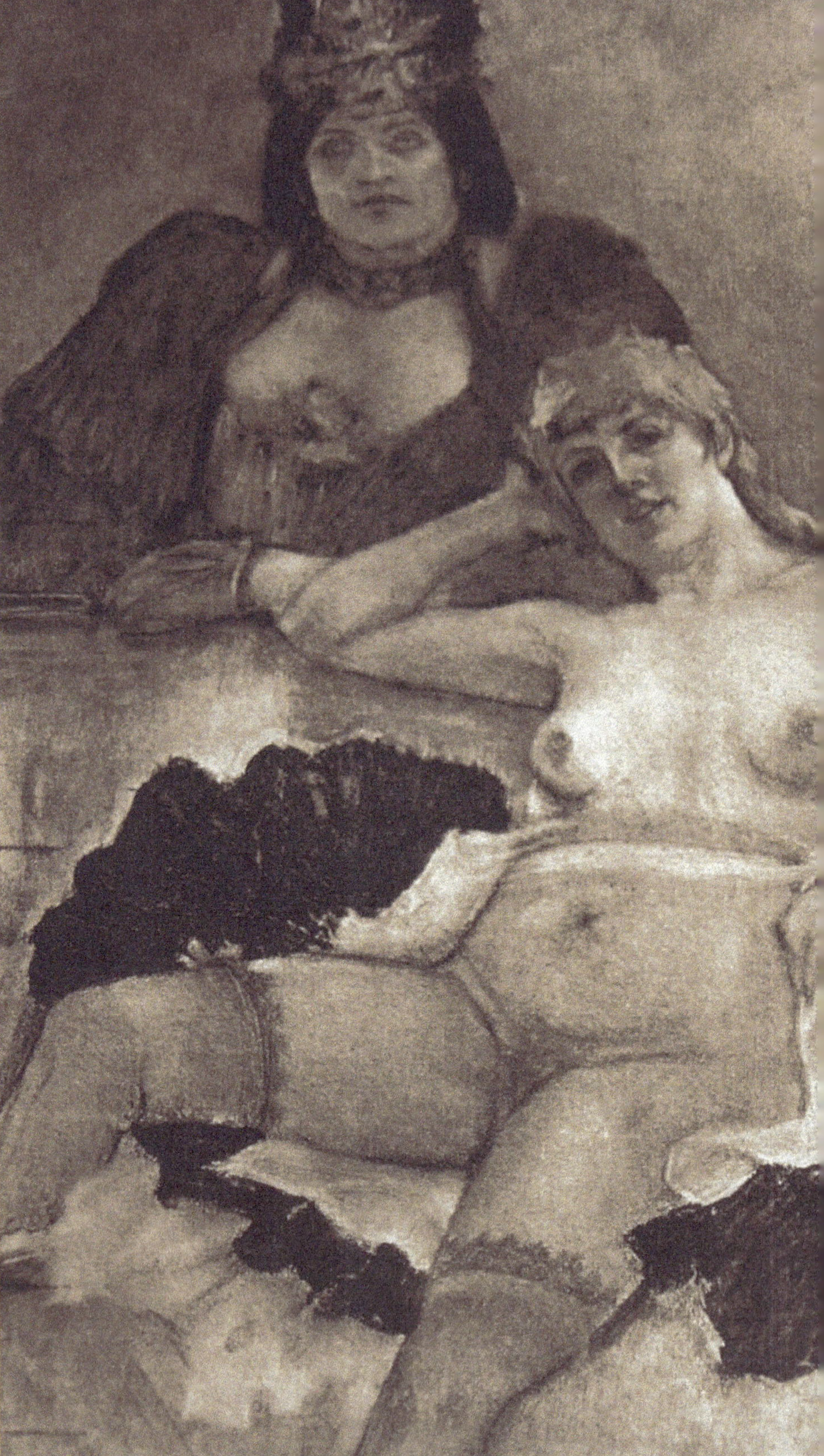

Diese emanzipierte Atmosphäre fand ihre
Widerspiegelung auch in der erotischen Kunst.
Frauen wie Gerda Wegener, Margit Gaal,
Susanne Ballivet, Charlotte Behrend-Corinth
u.a. schufen freie, die Liebe bejahende Werke.
Aber auch männliche Künstler wie Wilhelm
Wagner, Albert Marquet, Jules Pascin, Otto
Rudolf Schatz und Otto Schoff widmeten sich
diesem Thema. (Von Otto Schoff wird
berichtet, er habe sich an der Seite einer Frau
stets – wie eine Frau gefühlt. Diese „lesbische
Gabe" befähigte den „Frühlingsmaler", wie er
genannt wurde, zu den schönsten Darstellungen
lesbischer Liebe).

Indessen kolportierten die Phallokraten die
Vorurteile der letzten Jahrhunderte weiter,
doch blieb ihr Hadern weitgehend folgenlos.
Noch 1929 betrachtete Curt Moreck („Kultur-
und Sittengeschichte der Neuesten Zeit") die
weibliche Homosexualität eher als eine irritierte
Heterosexualität. Erwähnenswert, weil kurios,
ist der von ihm erwähnte Fall einer Prinzessin
R.: „Amor lesbicus ist durchaus keine in der
Blütezeit der Vita sexualis vorkommende
Erscheinung, sondern wird auch vielfach erst in
ihrer Entstehung durch das reife Matronenalter
und sogar durch das Greisenalter begünstigt
werden... Nach einem an heterosexuellen
Amouren reichen Dasein wurde Prinzessin R.
mit 60 Jahren zur Tribade. Allein diese späte
Triebwandlung darf als eine Manifestation des
senilen Geschlechtstriebes zu werten sein".

In den Augen solcher Ideologen muss das
Jahr 1933 in Deutschland der Auftakt zur
Genesung gewesen sein: In allen schwulen und
lesbischen Lokalen erloschen die Lichter.

45. Félicien Rops,
um 1890.

Die Frauen hatten – mit päpstlichem Segen – Erfüllung wieder in der Mutterschaft zu suchen, während die Männer auf einen martialischen Kult der Männlichkeit verpflichtet wurden. Die Geschlechtsrollen wurden zu eisernen Gussformen, die keine Irritation zuließen.

Nach dem Kriege wurde die Diskussion um die Widernatürlichkeit gleichgeschlechtlicher Liebe fortgesetzt. Sie wird andauern, solange Männer sich durch die Autonomie des „anderen Geschlechts" verunsichert fühlen. Vor allem aber übernahmen Frauen nun diese Diskussion. Insbesondere Simone de Beauvoir versuchte, in der weiblichen Homosexualität eine authentische Haltung zu erblicken. „Die Homosexualität der Frau", schrieb sie in *Das andere Geschlecht*, „ist unter anderem ein Versuch, ihre Autonomie mit der Passivität ihres Körpers in Einklang zu bringen. Und wenn man schon die Natur heranzieht, kann man sagen, dass jede Frau von Natur homosexuell ist. Das Charakteristikum der Lesbierin besteht ja gerade darin, dass sie den Mann ablehnt und am weiblichen Körper Gefallen findet. Jede Jugendliche fürchtet jedoch die Durchdringung, die Herrschaft des Mannes, sie empfindet gegenüber dem männlichen Körper eine Art Widerwillen. Dagegen ist der weibliche Körper für sie wie für den Mann ein Gegenstand des Verlangens". Doch wird hier nicht durch die Annahme einer prinzipiellen Gegnerschaft von Mann und Frau das alte Dispositiv nur auf den Kopf gestellt? Heterosexualität erscheint hier plötzlich als Irritation einer grundlegenden Homosexualität.

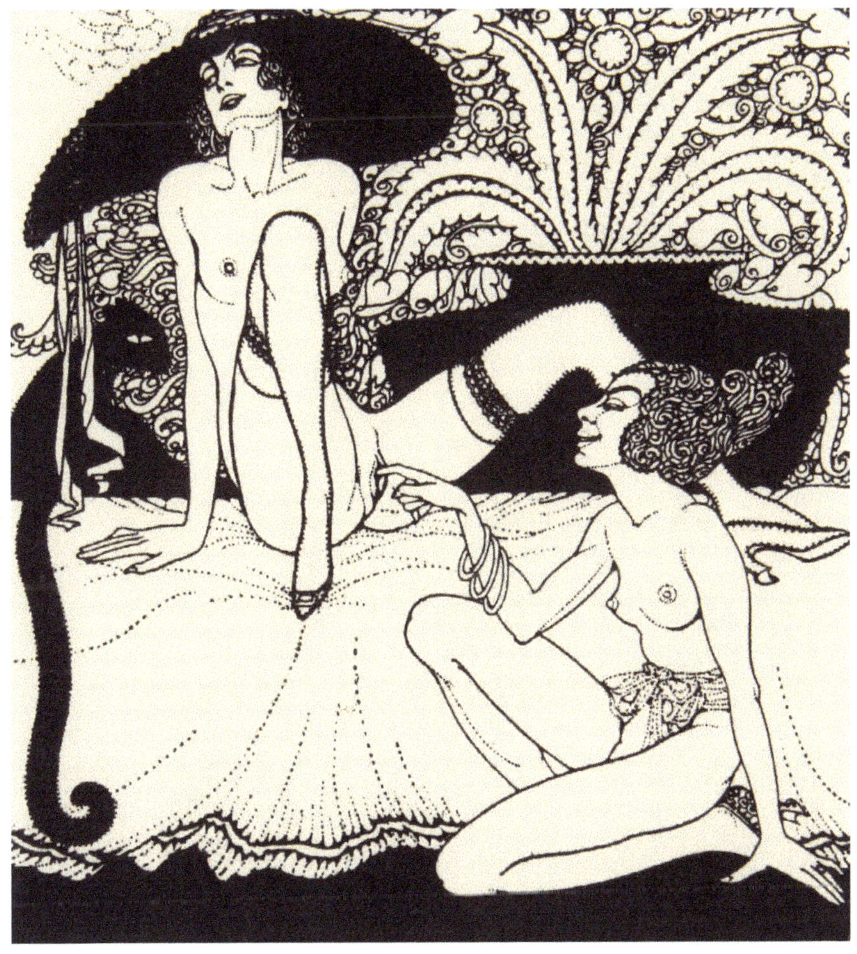

46. Attila Sassy,
um 1910.

Folgenden Seiten:
47. Attila Sassy,
um 1910.

**Sapphos
verleugnete Liebe**

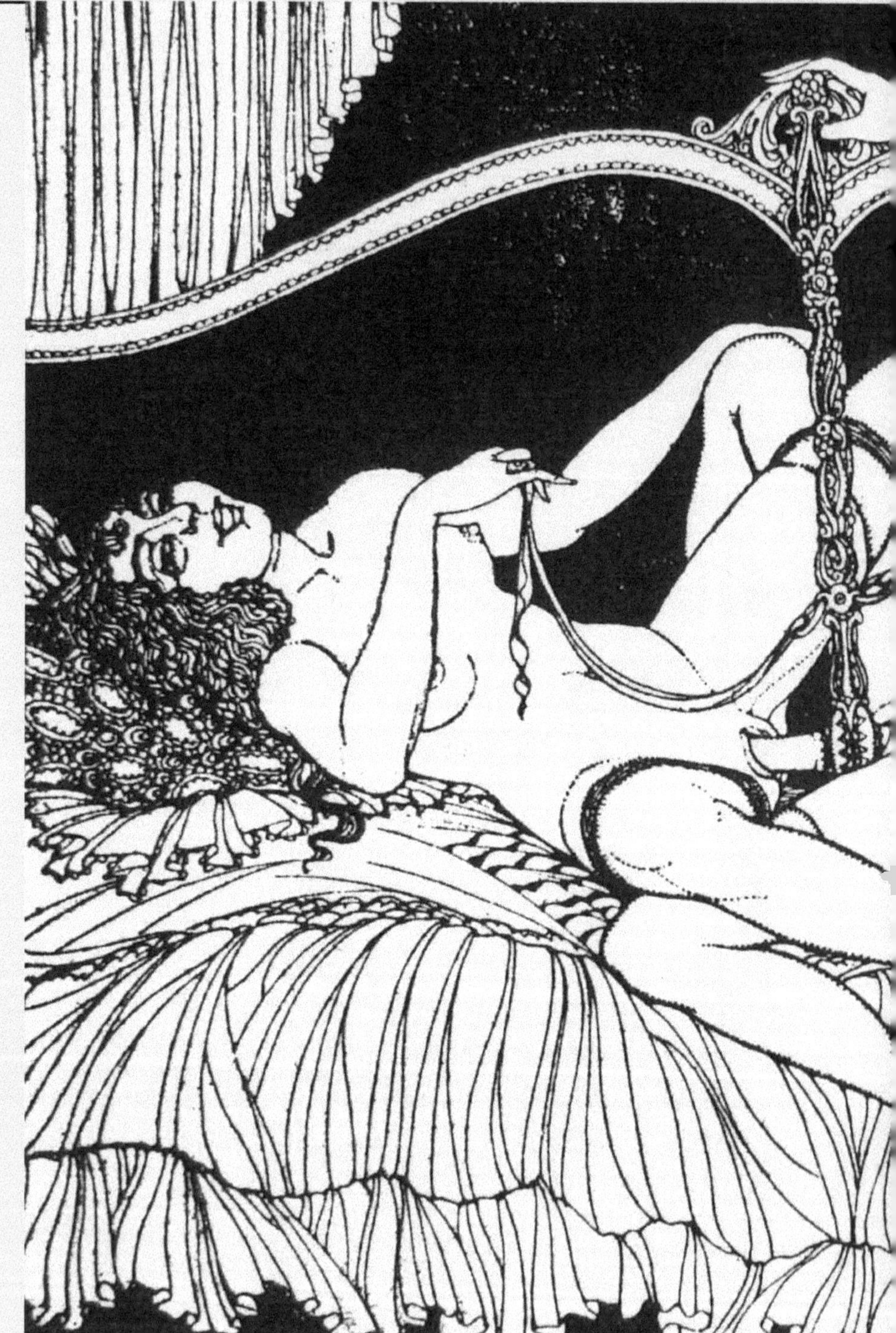

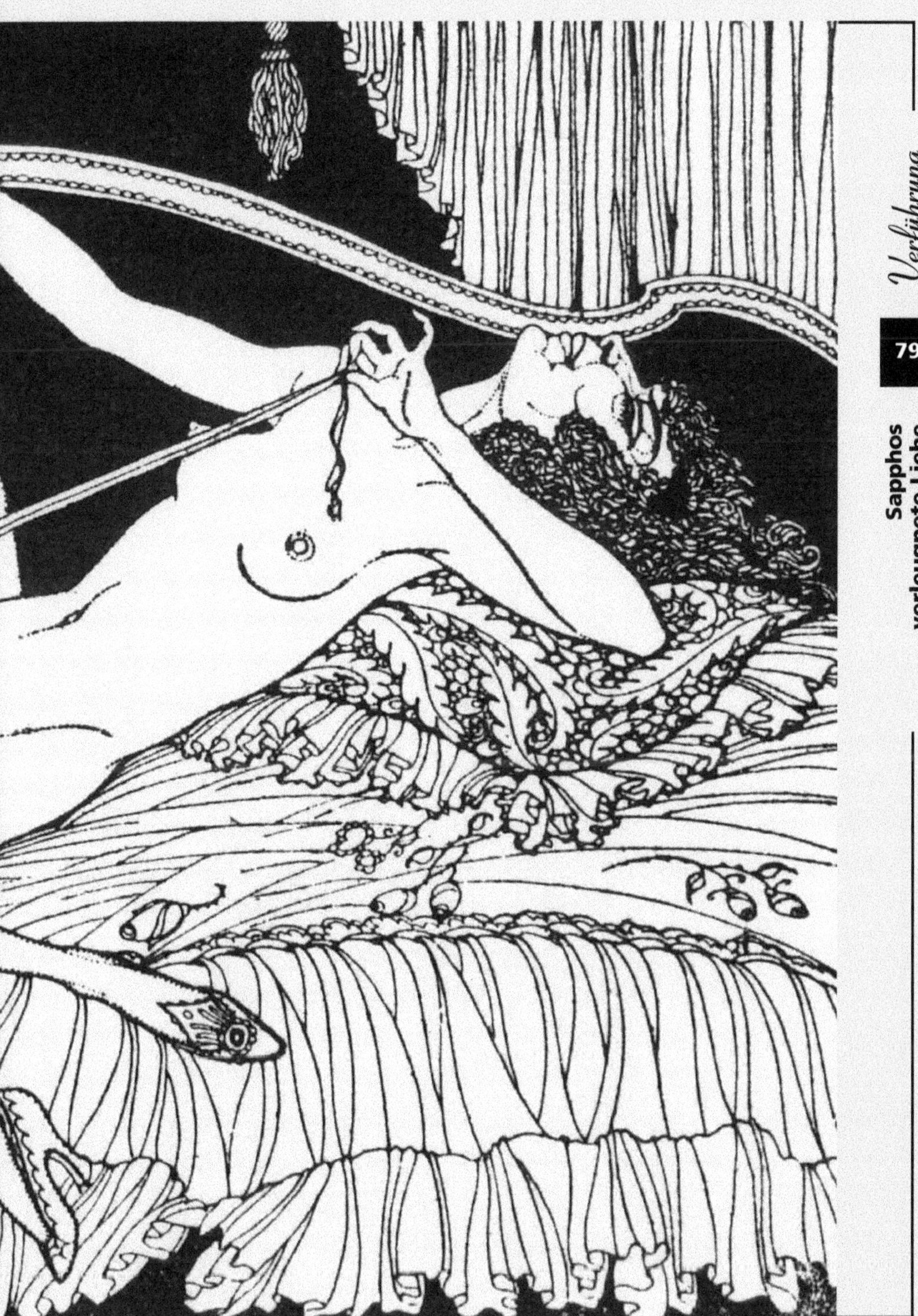

79

Sapphos
verleugnete Liebe

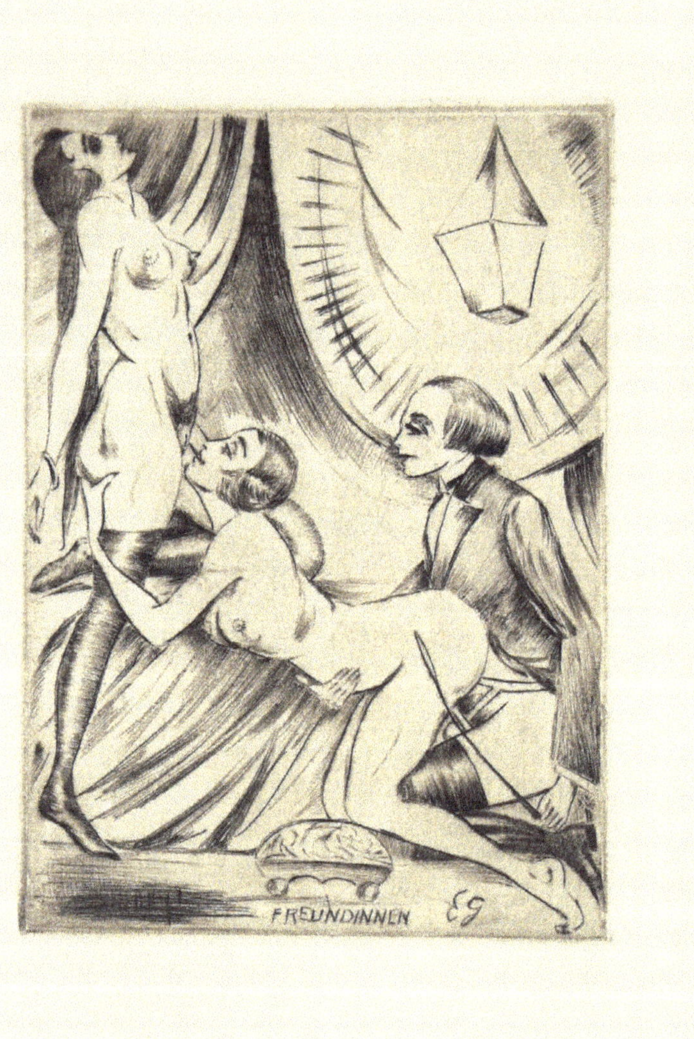

48. Ernst Gerhard,
    um 1925.

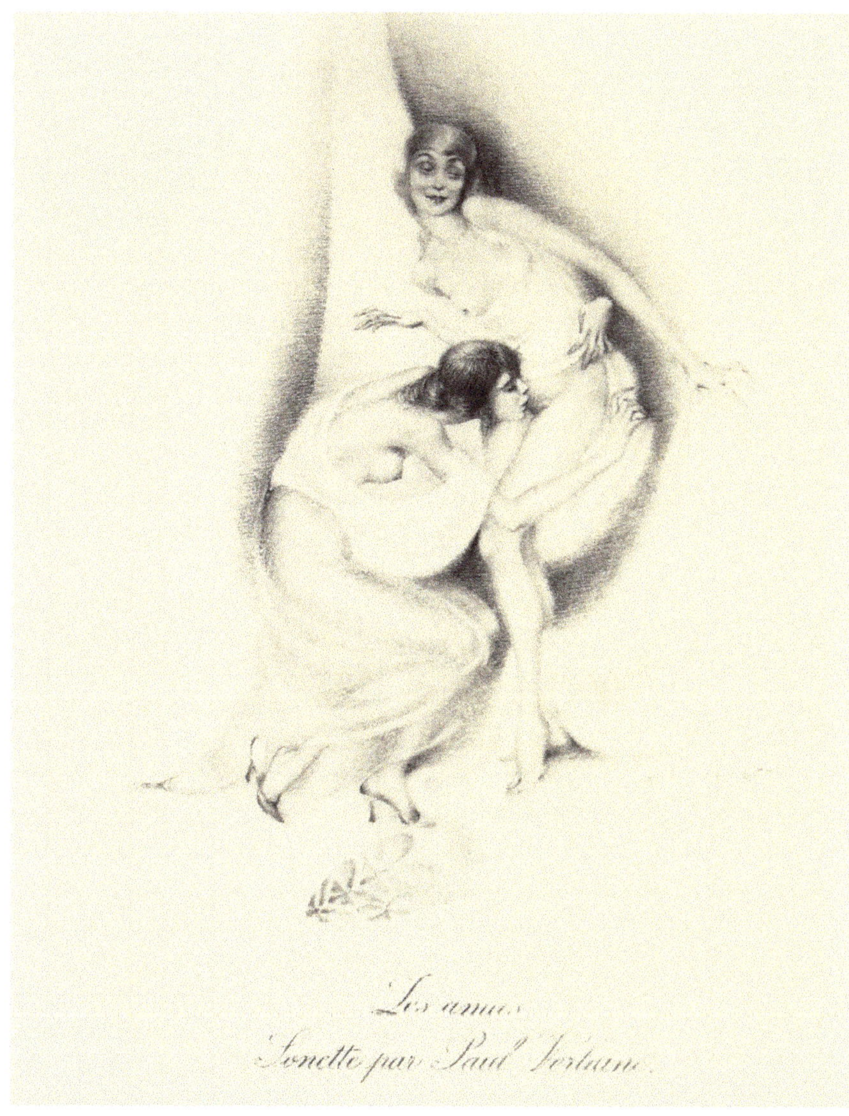

49. Margit Gaal,
1920.

Für Frauen, die sich dem Manne „unterwerfen", bleibt nur Geringschätzung übrig.

Ende der 70er Jahre wurde Lesbisch-Sein gar als eine Form politischen Widerstandes gedeutet. „Wir begreifen Lesbischsein als psychische Antwort auf Männermacht und Gewalt", war 1979 in einer linken deutschen Zeitschrift zu lesen. „Wir müssen Lesbischsein als politische Widerstandsform bewusst begreifen, leben und verbreiten. Es ist ein gewaltloses Mittel des Widerstandes. Wir können uns den Männern entziehen! Lesbische Frauen entziehen den Männern ihre Kraft und Liebe, beides geben sie Frauen. Damit stärken sie Frauen und sich selbst". Ist dies nicht das genaue Gegenbild zu den abstrusen Theorien eines Dr. Philos ?! Wer, auch und gerade in der Abkehr vom Phallozentrismus, so sehr diesem verpflichtet ist, dem wird eine authentische und autonome Liebe, egal in welcher Form, nicht gelingen. Noch in seiner Verneinung dominiert der Phallus.

Wo stehen wir heute? Sind wir liberaler, toleranter geworden? Es scheint so. „Bisexualität", schrieb Nancy Friday[25] in ihrem Buch über „Sexuelle Fantasien der Frauen", „ist heute en vogue. Die Frage ist nicht, ob man es ist oder nicht, sondern ob man jemanden, der es ist, heruntermacht". Die Idee, dass wir alle auch etwas vom anderen Geschlecht in uns haben, nimmt den herkömmlichen Geschlechtsrollen ihre Schärfe und der männlichen Rolle, insbesondere ihre Gewaltsamkeit.

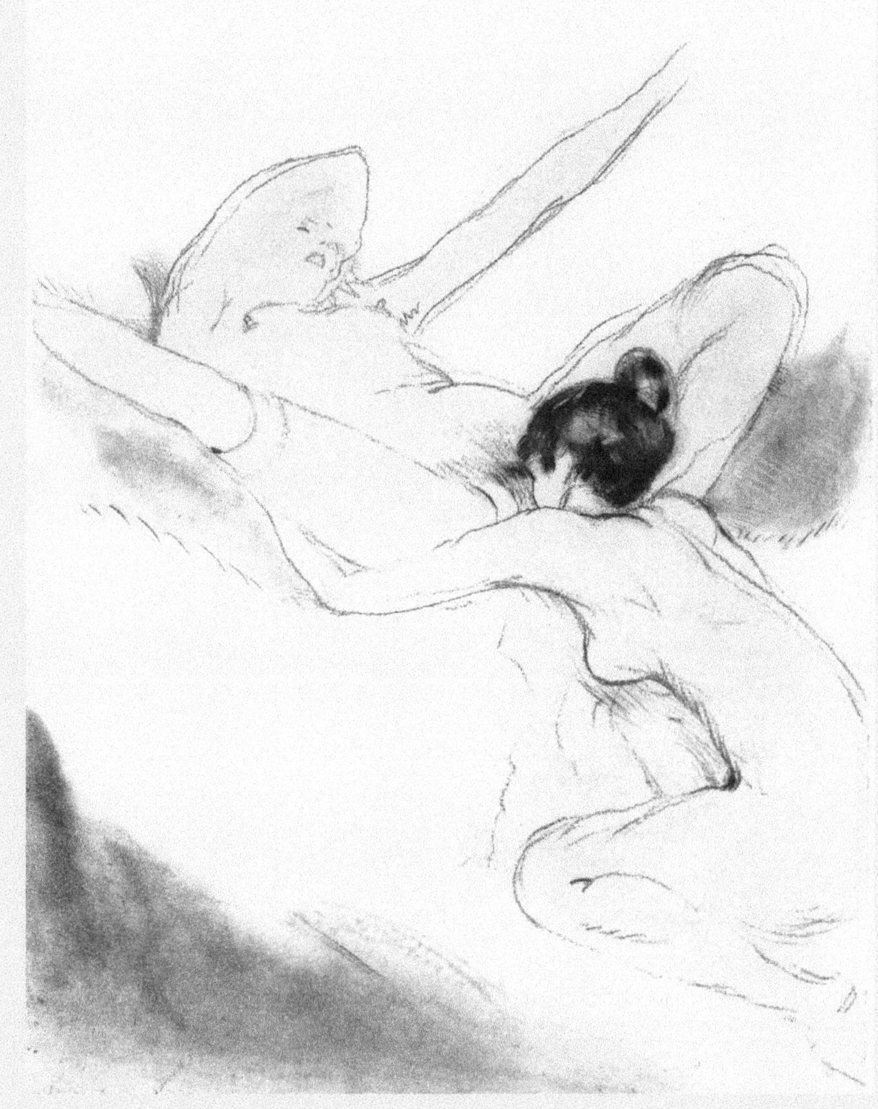

50. Jean Gabriel
Domergue, 1924.

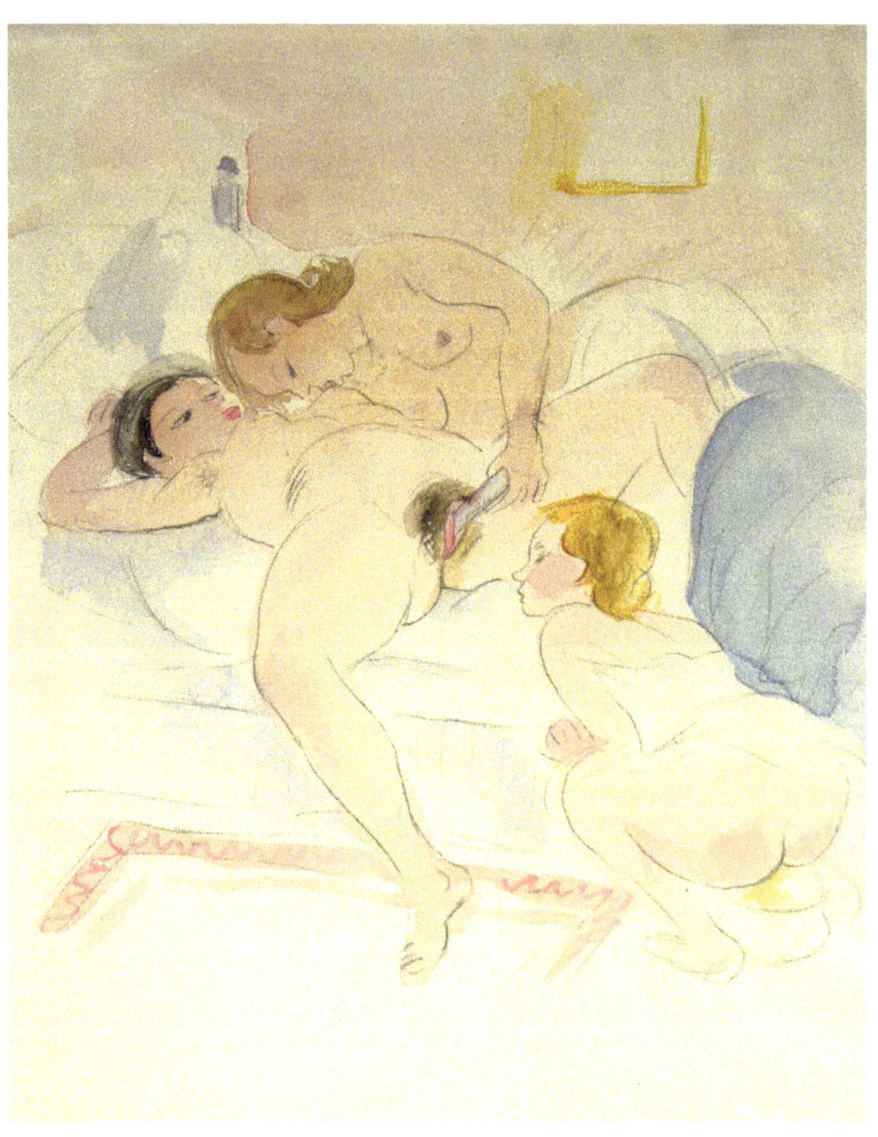

51. Otto Schoff, 1925.

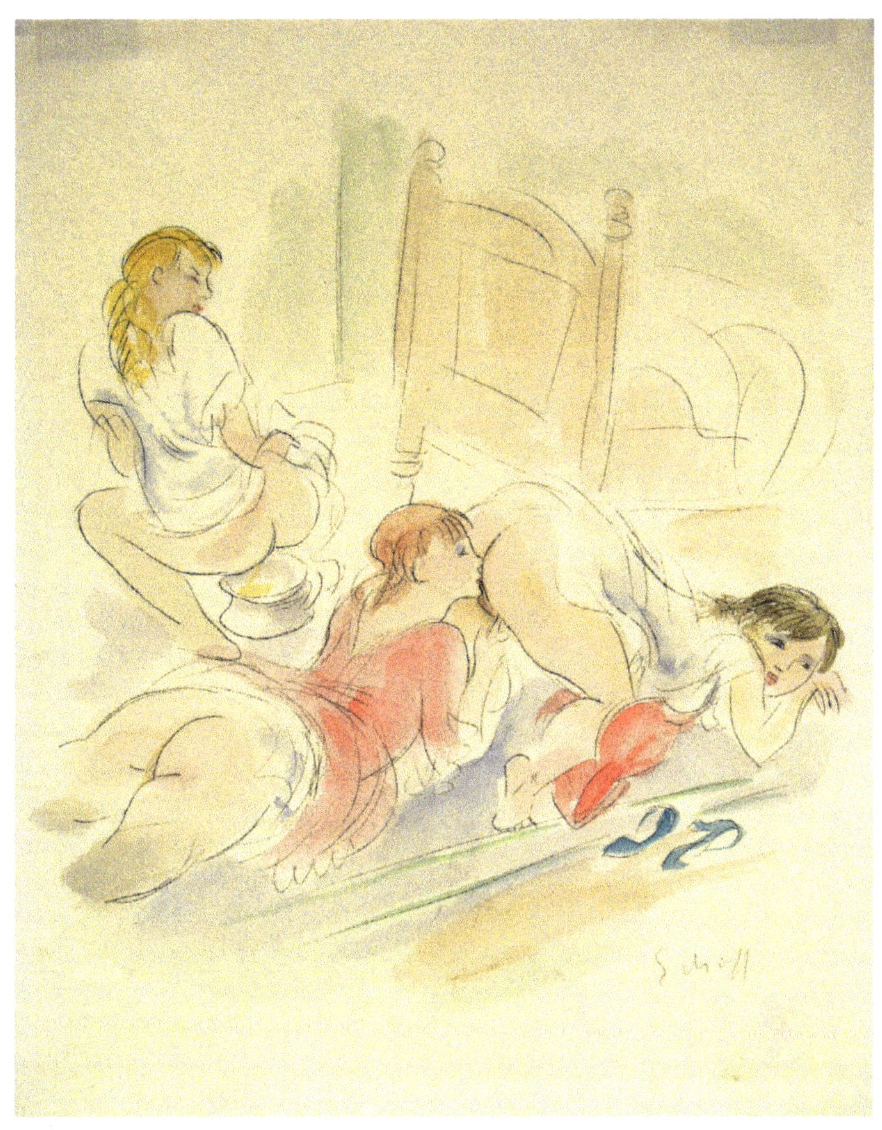

52. Otto Schoff, 1925.

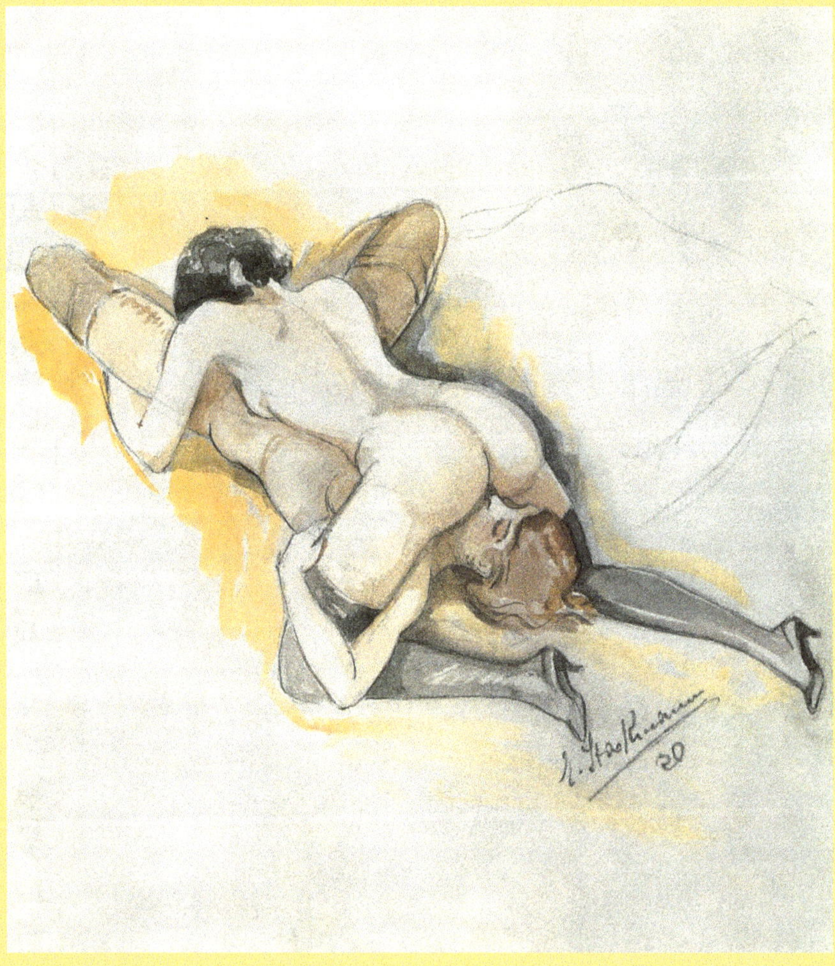

53. Helmuth,
   Lesbisches Vergnügen

Denn männliche Gewalt entstand gerade dort, wo das Weibliche unterdrückt werden musste, im männlichen Subjekt selbst und im weiblichen Objekt vor ihm. Aufgrund des polymorphen Charakters der menschlichen Sexualität ist, biologisch gesehen, die Liebe einer Frau zu einem Mann nicht natürlicher und zwingender als die Liebe einer Frau zu einer anderen Frau. „Anything goes!" Es gibt andere als die gängigen Möglichkeiten, weiblich und männlich zu sein.

Das Gesetz des Phallus gerät ins Wanken und damit eröffnet sich die historische Chance, zum ersten Male authentische Formen lesbischer Liebe zu entwickeln; authentische Formen der Liebe generell.

Doch gibt es gegenläufige Tendenzen: Die gegenwärtige Popularisierung, Trivialisierung und Kommerzialisierung ehemals „abweichenden" sexuellen Verhaltens – vor allem in den Medien – geht einher mit einer zunehmenden Verbreitung autoerotischen Verhaltens. Wenn es letztlich nur noch um narzisstische Selbstbefriedigung geht, dann ist es wahrhaftig gleichgültig, ob die Partnerwahl bi-, homo- oder heterosexuell ist.

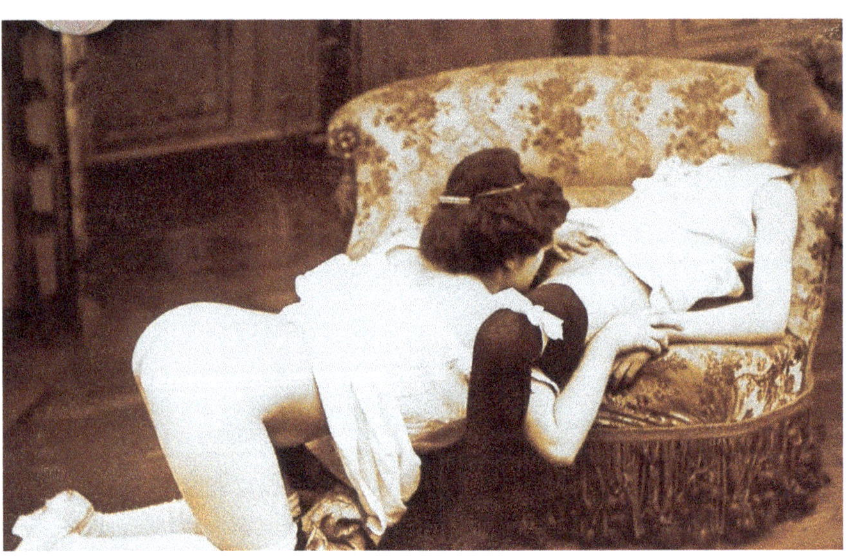

54. Erotische Fotografie
aus der Zeit 1880 bis
1910

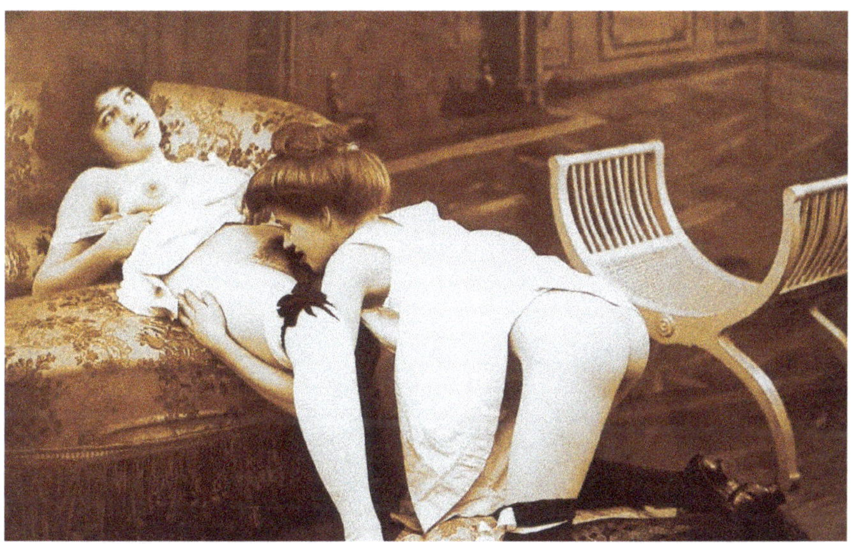

55. Erotische Fotografie
    aus der Zeit
    1880 bis 1910

Folgenden Seiten:
56. Wilhelm Wagner,
    um 1920.

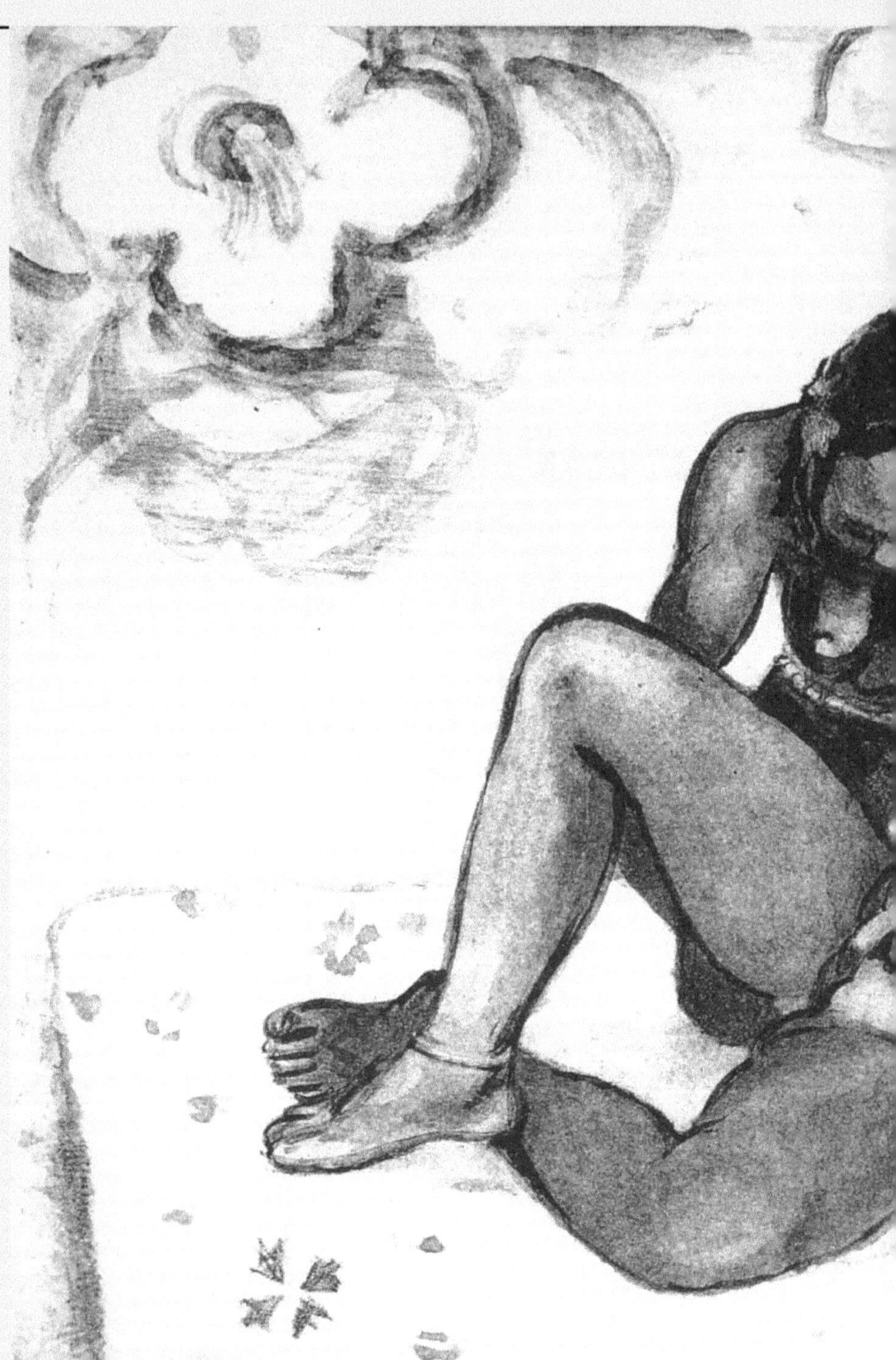

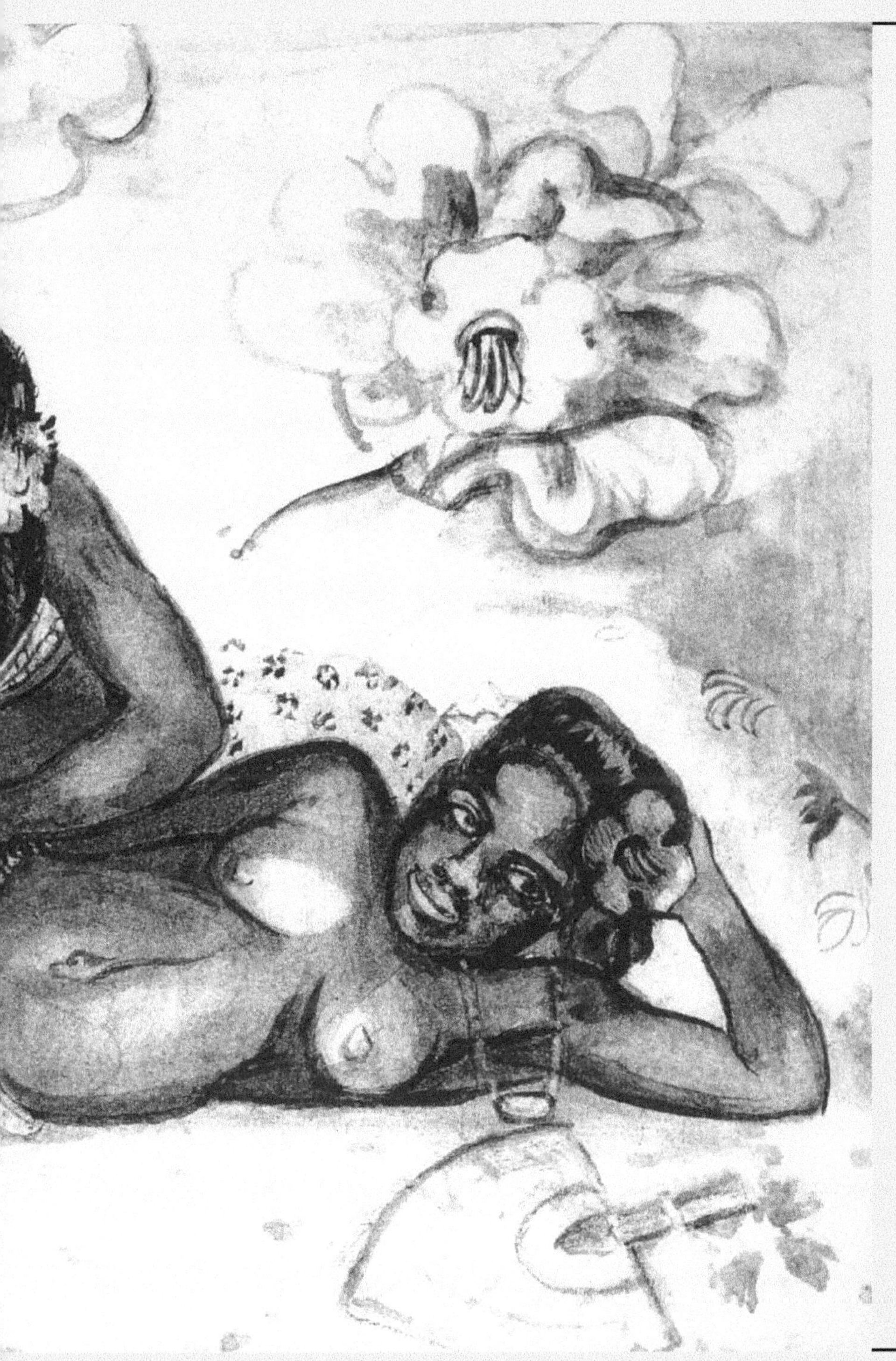

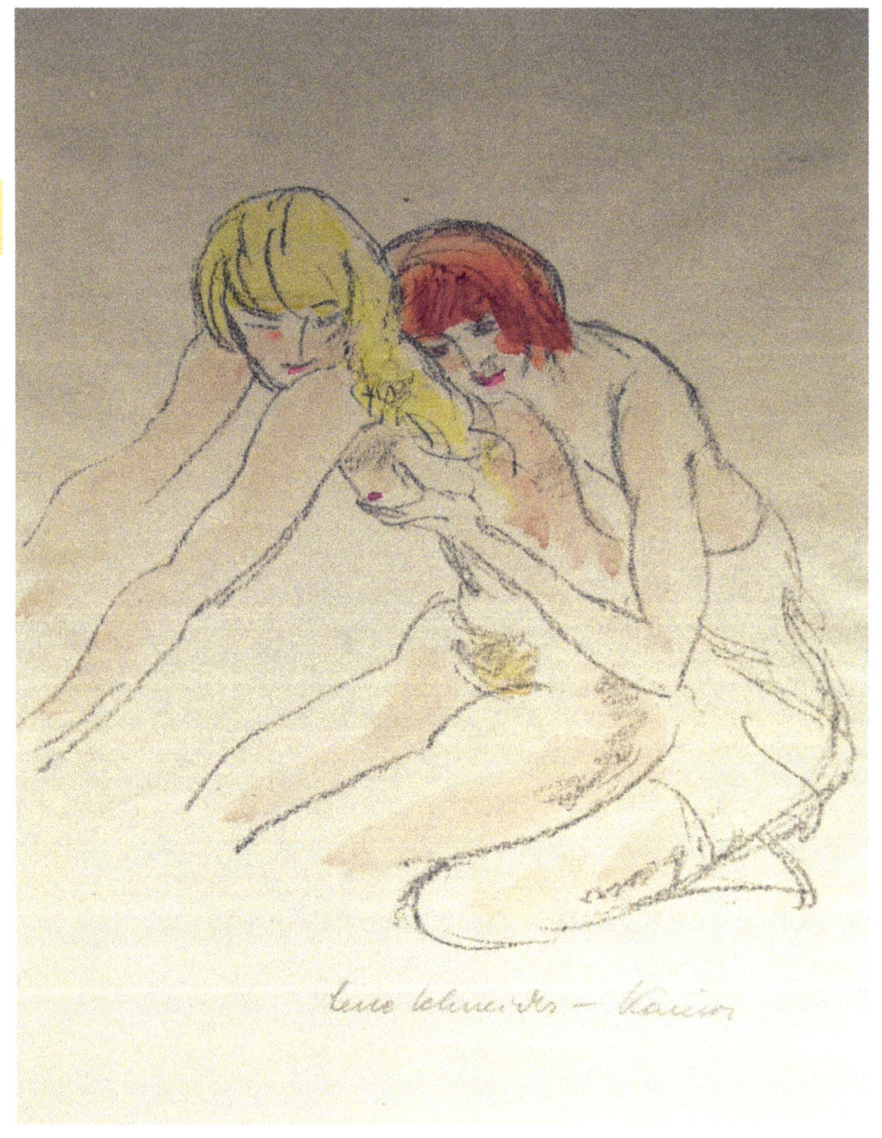

57. Wilhelm Wagner,
   um 1920.

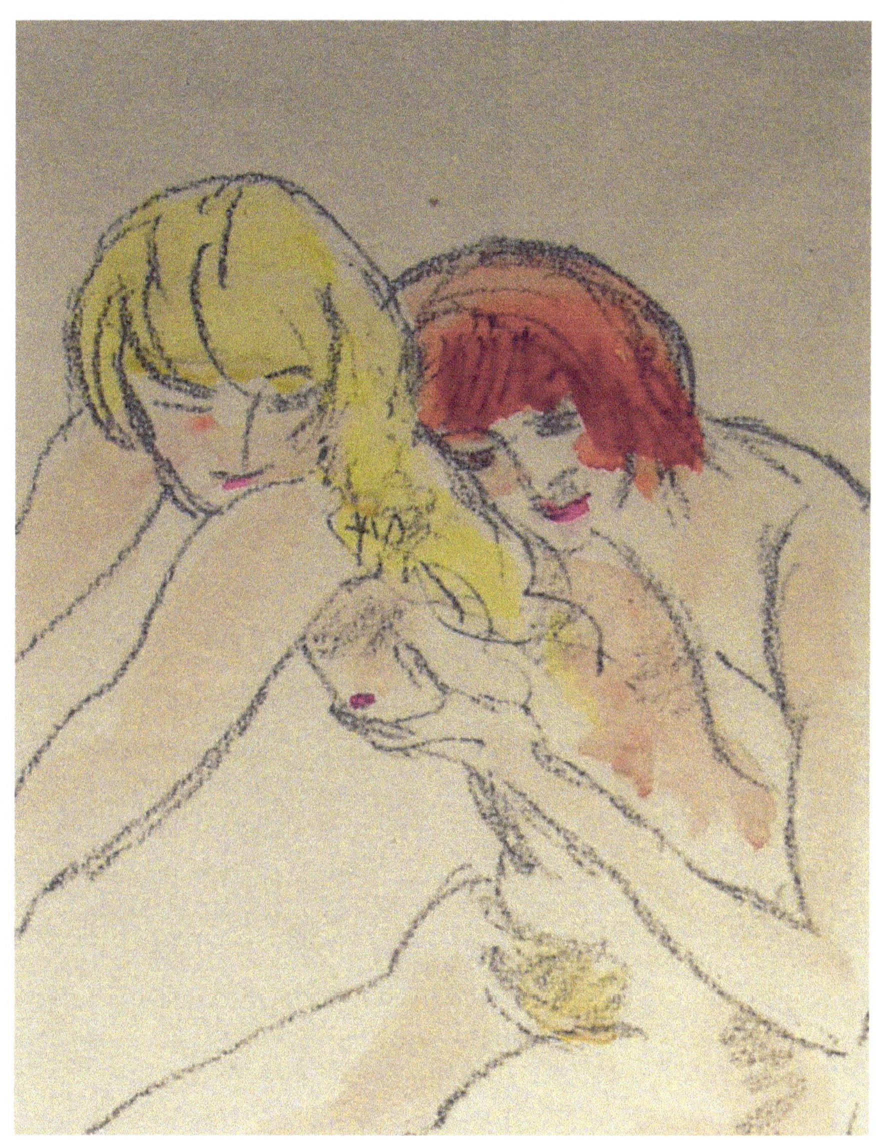

58. Wilhelm Wagner,
um 1920. (Ausschnitt)

[1] Quintus Horatius Flaccus, * in Venosa am 8. Dez. 65 v. Chr., † am 27. Nov. 8 v. Chr.; römischer Dichter.

[2] * in Athen um 470 v. Chr., † in Athen 399 v. Chr.; griechischer Philosoph, verurteilt zum Tod durch den Schierlingsbecher wegen angeblicher Verführung der Jugend.

[3] phönizische Handelsstadt im Libanon, UNESCO-Weltkulturerbe

[4] * um 450 v. Chr. in Athen, † 404 v. Chr. in Melissa; Schüler des Sokrates, athenischer Staatsmann und Feldherr.

[5] Charmides und Phaedrus waren Schüler des Sokrates

[6] aus dem Griechischen. *tribo* = reiben)

[7] * in Samsat am Euphrat 120 n. Chr., † nach 180 n. Chr.; griechischer Schriftsteller.

[8] * in Perleberg (Deutschland) am 21. März 1935, † in Hamburg am 8. März 1986; verfasste Romane und Bildbände.

[9] Publius Ovidius Naso, * in Sulmona am 20. März 43 v. Chr., † in Constantia atwa 17 n. Chr., römischer Dichter.

[10] griech.: Platon, * in Athen 427 v. Chr., † in Athen 348 oder 347 v. Chr.; griechischer Philosoph und Gründer der Akademie.

[11] * in Athen 445 v. Chr., † in Athen 385 v. Chr., griechischer Komödiendichter, einige Werke sind erhalten geblieben.

[12] oberster der griechischen Götter, Sohn des Kronos und der Rhea.

[13] der römische Liebesgott, entspricht dem griechischen Gott Eros.

[14] Marcus Valerius, * in Bilbilis (Spanien) um 40 n. Chr., † dort um 103 n. Chr., lebte aber zeitweise in Rom; Dichter.

[15] Decimus Iunius, lebte vermutlich in Aquincum von 60 bis 140 n. Chr.; römischer Dichter und Redner.

[16] Lucius Annaeus, * vermutlich 4 v. Chr., † durch Selbstmord im April 65 n. Chr.; römischer Dichter und Berater Neros.

[17] Quintus Septimius Tertullianus, lebte in Karthago von etwa 160 bis 220 n. Chr.; Kirchenschriftsteller.

[18] * in Paris am 9. Jan. 1908, † in Paris am 14. Apr. 1986, französische Romanschriftstellerin, Gefährtin J. P. Sartres.

[19] * am 4. Mai 1904 in Elte (Deutschland), † in Münster am 6. Nov. 1997; Professor der Philosophie.

[20] * am 14. Aug. 1840 in Mannheim (Deutschland), † in Mariagrün/Graz (Österreich) am 22. Dez. 1902; Psychiater und Forscher der Sexualpathologie.

[21] * in Königsberg am 12. Feb. 1847, † in Schloss Liebenberg am 17. Sept. 1921; Botschafter in Wien, Freund Kaiser Wilhelms II.

[22] Sigmund Freud, * in Pribor am 6. Mai 1856, † in London am 23. Sept. 1939; österreichischer Nervenarzt und Psychotherapeut.

[23] Magnus Hirschfeld * in Kolobrzeg am 14. Mai 1868, † in Nizza am 15. Mai 1935; Nervenarzt und Sexualforscher.

[24] August 1914 bis 11. November 1918 (Waffenstillstand von Compiègne)

[25] amerikanische Sexualforscherin